RECUERDA

RECUERDA

La ciencia de la memoria y el olvido

LISA GENOVA

DIANA

Título original: *Remember*

Traducción: Alejandro Romero Álvarez

Adaptación de portada: Planeta Arte & Diseño del diseño original de © Allen & Unwin UK.
Fotografía de portada: iStock
Diseño de interiores: Alejandra Romero
Fotografía de la autora: Greg Mentzer

Bajo el sello editorial DIANA M.R.
Avenida Presidente Masarik núm. 111,
Piso 2, Polanco V Sección, Miguel Hidalgo
C.P. 11560, Ciudad de México
www.planetadelibros.com.mx

Primera edición en formato epub: noviembre de 2022
ISBN: 978-607-07-9435-3

Primera edición impresa en México: noviembre de 2022
ISBN: 978-607-07-9305-9

Impreso en los talleres de Impresora Tauro, S.A. de C.V.
Av. Año de Juárez 343, Colonia Granjas San Antonio, Iztapalapa
C.P. 09070, Ciudad de México.

Impreso y hecho en México – *Printed and made in Mexico*

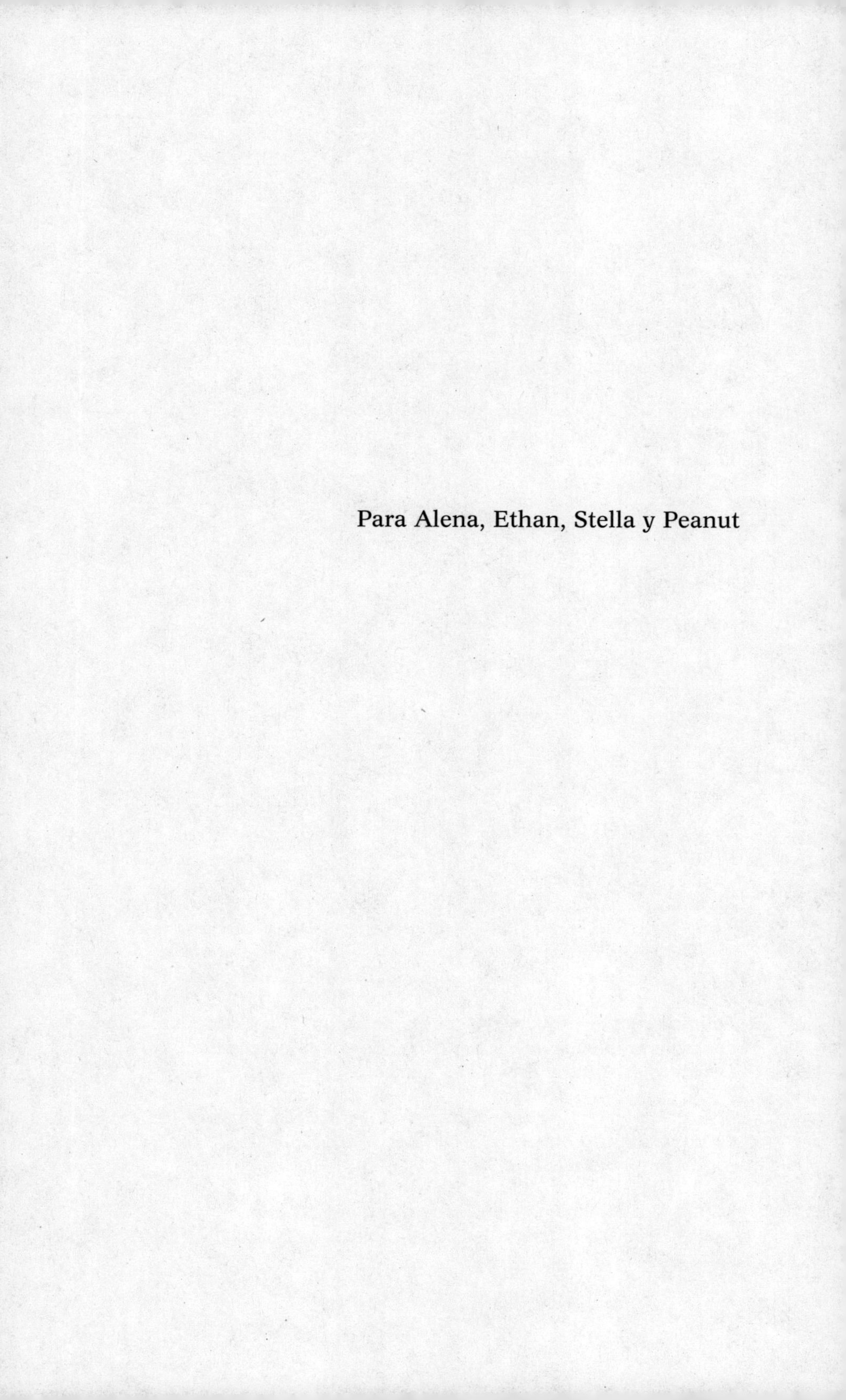

Para Alena, Ethan, Stella y Peanut

ÍNDICE

INTRODUCCIÓN 13

PRIMERA PARTE. CÓMO RECORDAMOS

1. GUÍA BÁSICA PARA CREAR RECUERDOS 25
2. PRESTA ATENCIÓN 37
3. EN EL MOMENTO 50
4. MEMORIA MOTRIZ 62
5. LA WIKIPEDIA DE TU CEREBRO 73
6. QUÉ TE HA SUCEDIDO 86

SEGUNDA PARTE. POR QUÉ OLVIDAMOS

7. TUS RECUERDOS (DE LOS SUCESOS) ESTÁN EQUIVOCADOS 109

8. EN LA PUNTA DE LA LENGUA 128

9. NO OLVIDES RECORDAR 141

10. ESTO TAMBIÉN PASARÁ 155

11. OLVÍDALO 165

12. ENVEJECIMIENTO NORMAL 175

13. ALZHEIMER 185

TERCERA PARTE. MEJORAR O DETERIORAR

14. PONLO EN CONTEXTO 199

15. ESTRESADO 207

16. VE A DORMIR 218

17. PREVENCIÓN DEL ALZHEIMER 228

18. LA PARADOJA DE LA MEMORIA 238

Apéndice: Qué hacer al respecto 245

Lecturas sugeridas 261

Agradecimientos 269

RECUERDA

INTRODUCCIÓN

Imagina una moneda. Ya que probablemente has visto cientos, si no es que miles de monedas en tu vida, no deberías tener problema para recordar cómo lucen. Tendrías que haber memorizado esta imagen.

Pero ¿en verdad lo has hecho? ¿Qué imágenes aparecen en cada lado de la moneda? ¿Estás seguro? ¿Tienen alguna fecha? ¿Alguna palabra o frase en particular? ¿Alguna ilustración en el borde? ¿Podrías dibujar ambos lados de una moneda a la perfección y de memoria? ¿Cómo es posible que recuerdes cómo es una moneda y, a la vez, recuerdes tan pocos detalles de ella? ¿Te está fallando la memoria?

No. Tu memoria está haciendo exactamente lo que tiene que hacer.

Tu cerebro es increíble. Todos los días realiza una serie de milagros: ve, escucha, prueba, huele y toca. También siente dolor, placer, frío o calor, estrés y una amplia gama de emociones. Planea cosas y resuelve problemas. Sabe dónde te ubicas en el espacio que te rodea para que no choques contra un muro o te caigas de la acera al atravesar la calle. Puede comprender y producir lenguaje. Mantiene en equilibro tu deseo de consumir chocolate o de tener sexo, tu capacidad de empatizar con la alegría y el sufrimiento de los demás, y la conciencia de tu propia existencia. Y puede recordar. De todos los complejos y maravillosos milagros que tu cerebro lleva a cabo, el más grandioso es el desarrollo de la memoria.

La memoria es esencial para aprender todo. Sin ella no podríamos retener ni información ni experiencias. Las personas que conociéramos enseguida volverían a ser desconocidas. No podrías ni recordar la oración anterior a esta. Dependes de ella para llamar a tu madre más tarde y tomar tu medicamento para el corazón antes de acostarte. La necesitas para vestirte, cepillarte los dientes, leer estas palabras, jugar tenis y conducir. Usas la memoria desde que despiertas hasta que te vas a dormir, e incluso en ese momento tus procesos de memoria siguen trabajando.

Los hechos y momentos significativos de tu vida unidos crean su narrativa e identidad. La memoria te permite tener un sentido de quién eres y de dónde has estado. Si alguna vez has sido testigo de cómo una persona con Alzheimer va perdiendo su historia personal, entonces sabes de primera mano lo esencial que es la memoria para la experiencia humana.

Sin embargo, a pesar de su presencia milagrosa, necesaria y omnipresente en nuestras vidas, la memoria no es perfecta.

Nuestros cerebros no están diseñados para recordar los nombres de las personas, para recordar cosas que debemos hacer después o para catalogar todo lo que vemos. Estas imperfecciones son simplemente la configuración de fábrica. Incluso la memoria del cerebro más inteligente es falible. Por ejemplo, un hombre podría ser famoso por poder recitar mil dígitos de pi de memoria y, aun así, olvidar el cumpleaños de su esposa o por qué entró en su sala.

De hecho, casi todos habremos olvidado mañana lo que experimentamos hoy. Si tomamos todo esto en cuenta, podremos concluir que en realidad no recordamos la mayor parte de nuestras vidas. ¿Cuántos días del año pasado recuerdas tú con detalles específicos? La mayoría de las personas recuerda de ocho a diez en promedio. Eso no representa ni tres por ciento de lo que has experimentado en tu pasado reciente. Y de lo que ha ocurrido en los últimos cinco años recuerdas todavía menos.

Gran parte de lo que recordamos está incompleto o es impreciso. Cuando recordamos los sucesos tendemos a omitir cosas o a editarlas involuntariamente. ¿Recuerdas dónde estabas, con quién y lo que estabas haciendo el día en que asesinaron al presidente Kennedy, el día en que explotó el transbordador espacial *Challenger* o el 11 de septiembre de 2001, el día en que las Torres Gemelas fueron derribadas? Estos eventos impactantes y emotivos se suelen recordar muy vívidamente incluso años después. Pero si te pusieras a pensar en ese día o leyeras o vieras un informe al respecto, apostaría cualquier cosa a que tu memoria altamente detallada y confiada estaría plagada de cosas que en realidad nunca experimentaste.

Pero, haciendo a un lado la precisión, ¿qué es lo que recuerda tu cerebro?

- Tu primer beso
- Cuánto es 6 × 6
- Cómo amarrar tus agujetas
- El día en que nació tu hijo
- El día en que murió tu abuela
- Los colores del arcoíris
- Tu dirección
- Cómo andar en bicicleta

¿Y qué es lo que tu cerebro probablemente ha olvidado?

- Tu décimo beso
- Lo que cenaste el miércoles pasado
- Dónde dejaste tu teléfono celular
- El nombre de tu maestra de quinto de primaria
- El nombre de la mujer que conociste hace cinco minutos
- Álgebra
- Sacar la basura
- La contraseña del wifi

¿Por qué recordamos nuestro primer beso pero no el décimo? ¿Qué determina lo que recordamos y lo que olvidamos? La razón es que, entre las muchas otras cosas que hacen, nuestros cerebros ahorran espacio. En pocas palabras, evolucionaron para recordar especialmente las cosas que son significativas para nosotros y olvidar las que no lo son. La verdad es que gran parte de nuestras vidas es habitual, rutinaria e intrascendente. Nos duchamos, nos cepillamos los dientes, bebemos café, vamos al trabajo, trabajamos, almorzamos, volvemos a casa, cenamos, vemos televisión, pasamos demasiado tiempo en redes sociales y nos acostamos. Día tras día. No recordamos nada sobre la ropa que lavamos la semana pasada. Y eso está bien. En la mayoría de los casos, el olvidar no es un problema que hay que resolver.

Creo que todos estaremos de acuerdo con que olvidar nuestro décimo beso, lo que almorzamos el miércoles pasado y todo lo que aparece en una moneda no es muy importante. Sin embargo, nuestros cerebros también olvidan muchas cosas que *sí* nos importan. Me encantaría poder recordar que debo regresar el libro que mi hija sacó de la biblioteca, o por qué entré a la cocina o dónde dejé mis lentes. Estas cosas son importantes para mí. A menudo, en estos casos, nuestro cerebro no olvida para aumentar su eficiencia, sino porque no hicimos lo necesario para la creación y recuperación de recuerdos. Estas fallas de memoria, comunes y corrientes, son resultados normales de la forma en que están diseñados nuestros cerebros. Sin embargo, casi nadie lo considera así porque no estamos familiarizados con el manual de uso de nuestra memoria. Recordaríamos más y olvidaríamos menos si entendiéramos cómo funciona el proceso.

La mayor parte de las veces no olvidamos por una falla de carácter, un síntoma de enfermedad o por una preocupación genuina, que es lo que solemos pensar cuando nos falla la memoria. Cada vez que olvidamos cosas que, según nosotros, deberíamos poder recordar o que recordábamos cuando éramos más jóvenes, nos sentimos preocupados o avergonzados, o simplemente asustados. Nos aferramos a la idea de que nuestra memoria se debilitará con la edad, que nos empezará a fallar y, con el tiempo, la perderemos.

Como neurocientífica y autora de *Still Alice*, he hablado ante audiencias de todo el mundo sobre la enfermedad de Alzheimer y la memoria durante más de una década. Y después de cada charla, sin excepción, la gente me espera en el vestíbulo o me rodea en el baño para expresarme sus preocupaciones sobre la memoria y el olvido. Muchos de ellos tienen padres, abuelos o parejas que padecen o han padecido demencia. Han sido testigos de la devastación y el dolor causados por la pérdida extrema de la memoria. Cuando estas personas no logran recordar su contraseña de Netflix o el nombre de esa película donde sale Tina Fey, se preocupan al pensar que estos pueden ser los primeros signos de que ellos también están sucumbiendo ante la inevitable enfermedad.

Nuestros temores en relación con la pérdida de memoria no giran solo en torno al miedo a envejecer o al Alzheimer, sino también a la posibilidad de perder *cualquiera* de las capacidades que esta tiene. Dado que la memoria es tan vital para nuestro funcionamiento e identidad, cuando comenzamos a volvernos olvidadizos, a tener dificultad para recordar palabras y a perder llaves, lentes y teléfonos, empezamos a temer *perdernos a nosotros mismos*. Y eso es justificadamente aterrador.

Solemos considerar al olvido como nuestro mayor enemigo; sin embargo, este no es siempre el obstáculo a superar. A menudo se requiere olvidar cosas para poder recordar otras de manera efectiva, y el hecho de que la memoria falle a veces no quiere decir que esté defectuosa. Aunque puede resultar frustrante, olvidar es una parte normal de nuestra condición humana. Pero, entendiendo cómo funciona la memoria, podemos tomar con más calma esas ocasionales metidas de pata. También podemos aprender a prevenir muchos episodios de olvido eliminando o sorteando ingeniosamente errores comunes y suposiciones equivocadas.

Cuando le explico a la gente las razones por las que olvidan cosas, como nombres, dónde estacionaron su auto y si ya tomaron su vitamina diaria, y cuando les describo el proceso de creación y recuperación de recuerdos y por qué olvidamos, no porque tengamos una patología, sino por cómo han evolucionado nuestros cerebros, puedo notar el gran alivio que sienten; más aún, noto que se sienten agradecidos y tienen una nueva perspectiva gracias a esta información. Se van sin miedo y con una nueva relación con su memoria. Empoderados.

Una vez que entendemos la memoria y su funcionamiento, sus increíbles capacidades y sus frustrantes debilidades, sus vulnerabilidades naturales y las cosas increíbles que podría hacer, podemos mejorar hasta niveles insospechados nuestras habilidades para recordar y sentirnos menos inquietos cada vez que, inevitablemente, olvidemos algo. Podemos establecer expectativas con conocimiento de causa y realistas en relación con nuestra memoria y entendernos con ella; dejaremos de temerle y *eso* puede cambiarnos la vida.

Si bien la memoria es increíble, a veces también puede ser un poco torpe. Existe una razón por la cual recuerdas la letra de todas las canciones de Los Beatles, pero olvidas gran parte de tu propia vida, o por la cual recuerdas el soliloquio de Hamlet que memorizaste en secundaria pero olvidas lo que tu pareja te pidió que compraras en la tienda hace cinco minutos. Podemos recordar, y a la vez olvidar, cómo luce una moneda. El recordar empapa y facilita todo lo que hacemos, lo mismo que el hecho de olvidar.

En este libro aprenderás cómo se forman y se recuperan los recuerdos. No todos los recuerdos se crean igual; existen muchos sabores: recuerdos del presente, de cómo hacemos las cosas, de asuntos que sabemos, de sucesos que acaban de ocurrir, de planes a futuro, y cada uno es procesado y organizado en tu cerebro de distintas maneras. Algunos recuerdos son creados para existir solo por unos segundos (como una contraseña temporal), mientras que otros pueden durar toda una vida (como el día de tu boda). Algunos son más fáciles de crear (como tu lista de pendientes) y otros más fáciles de recuperar (cómo luce tu hija); sin embargo, muchos están destinados a ser olvidados (como el trayecto al trabajo del jueves pasado). Algunos son muy relevantes porque dependemos de ellos para ser altamente precisos y confiables (como aquellos para poder conducir un auto), mientras que otros no lo son tanto (como todos los sucesos intrascendentes de tu vida).

Aprenderás que la atención es esencial para crear recuerdos sobre cualquier cosa. Si no prestas atención al lugar donde estacionaste tu auto en el centro comercial, después se te va a dificultar encontrarlo, pero en este caso no es que se te haya olvidado dónde lo dejaste, lo que sucedió fue que no lo memorizaste porque no pusiste atención en lo que estabas haciendo. No olvidaste nada. No podías hacerlo porque, para empezar, nunca creaste un recuerdo al respecto.

Aprenderás que algunos recuerdos, que crees olvidados, solo están temporalmente inaccesibles, esperando la señal indicada para regresar (por ejemplo, puede que no recuerdes nada de la letra de *Bohemian Rhapsody,* pero en cuanto alguien empieza a cantarla puedes entonar el resto a todo pulmón), y que algunos sí se borran para siempre (por ejemplo, puede que, por más detalles que te den al respecto, no logres acordarte de nada sobre la Guerra del Peloponeso). Llegarás a distinguir con claridad entre el olvido normal (como no recordar dónde estacionaste tu camioneta) y el olvido causado por el Alzheimer (como cuando no recuerdas que tienes una camioneta, por ejemplo). Descubrirás que el significado, las emociones, el sueño, el estrés y el contexto tienen un impacto profundo sobre la memoria, y que, por lo tanto, hay muchas cosas que puedes hacer para influir en lo que tu cerebro recuerda y lo que olvida.

La memoria es la suma de todo lo que recordamos y lo que olvidamos, y ambas cosas tienen su ciencia y su arte. Entonces, ¿para mañana ya habrás olvidado todo lo que experimentaste y aprendiste hoy, o recordarás todos los detalles y lecciones durante décadas? De cualquier manera, tu memoria es milagrosamente poderosa, y aunque tiene altas probabilidades de fallar, está cumpliendo con su trabajo.

PRIMERA PARTE

Cómo recordamos

1

GUÍA BÁSICA PARA CREAR RECUERDOS

Akira Haraguchi, un ingeniero retirado de Japón, tenía 69 años, una edad que casi todos asociamos con descuentos para adultos mayores y una disminución de la memoria, cuando memorizó pi, un número infinito que no se repite y no tiene patrón, hasta 111 700 dígitos. Es decir, pudo recitar ¡de memoria! el número 3.14159... llevado a 111 695 decimales más. Si esto te parece absolutamente impresionante, no eres el único. Sin duda estarás pensando que Haraguchi debe haber sido un niño prodigio. O tal vez pienses que se trata de un genio matemático o un erudito. Pero nada de eso. Es un tipo común, con un cerebro saludable que está envejeciendo como el de cualquiera, lo que implica un hecho todavía más increíble: también *tu* cerebro tiene la capacidad de memorizar 111 700 dígitos de pi.

Podemos aprender y recordar cualquier asunto: el sonido único de la voz de tu hijo, el rostro de un amigo nuevo, dónde estacionaste tu auto, aquella ocasión en que por primera vez fuiste solo a la tienda para comprar crema y la letra de la última canción de Taylor Swift. Un adulto promedio memoriza el sonido, la escritura y el significado de entre 20 000 y 100 000 palabras. Los maestros de ajedrez memorizan aproximadamente 100 000 posibles movimientos. Los concertistas de piano que pueden tocar el tercer concierto de Rachmaninoff se aprenden de memoria la coordinación de casi 30 000 notas. Y estas mismas personas tampoco necesitan partituras para tocar a Bach, Chopin o Schumann.

Nuestra memoria puede almacenar tanto información muy significativa como información de lo más absurda, simple o compleja, y su capacidad parece ser ilimitada. Podemos pedirle que recuerde cualquier situación. Y en las condiciones adecuadas, lo hará.

¿Cómo es que puede la memoria hacer todo esto? Desde un punto de vista neurológico, para empezar, ¿qué es la memoria,? ¿Cómo se conforma? ¿Dónde se almacenan los recuerdos? ¿Y cómo los recuperamos?

Crear un recuerdo literalmente cambia tu cerebro; cada recuerdo que tienes es el resultado de una alteración física duradera en tu cerebro como respuesta a tus experiencias. Pasas de no saber algo a saberlo, de un día nuevo de experiencias al siguiente. Y para poder recordar mañana lo que ocurrió hoy, tu cerebro tiene que cambiar.

¿Cómo cambia? El proceso empieza cuando, a través del portal de tus sentidos, percibes los elementos sensoriales, emocionales y fácticos de lo que experimentas. Es decir, ves, escuchas, hueles, pruebas y tocas.

Digamos que es la primera tarde del verano y estás en tu playa favorita con tus mejores amigos y sus familias. Ves, entre otras cosas, a tus hijos jugando futbol en la playa y el espectacular atardecer que resplandece en el cielo. Escuchas *Born This Way*, una de tus canciones favoritas de Lady Gaga en tu bocina portátil. Tu hija corre hacia ti, llorando y señalando su tobillo enrojecido. La picó una medusa. Por suerte, tu amigo siempre lleva un pequeño frasco de ablandador de carnes para emergencias como esta. Formas una pasta con el ablandador y la frotas sobre la picadura, lo que le alivia el dolor casi de inmediato (en verdad funciona). Puedes oler la brisa salada del océano y el humo de la fogata. Saboreas el vino blanco frío, las frescas ostras saladas y los malvaviscos dulces y pegajosos. Te sientes feliz.

La imagen de tus hijos jugando futbol no tiene nada que ver con Lady Gaga o las medusas, ni con el sabor de las ostras, a menos que estas experiencias individuales y efímeras se vinculen para convertirse en un recuerdo en tu mente, lo que, por ejemplo, podría suceder así: «¿Recuerdan esa tarde de verano, cuando comimos ostras y malvaviscos mientras escuchábamos a Lady Gaga y los niños jugaban futbol en la playa? ¿Y que a Susy la picó una medusa?», de esa manera, toda esa actividad neuronal que previamente no estaba relacionada se convierte en un patrón conectado de actividad neuronal.

Luego, este patrón persiste a través de cambios estructurales creados entre esas neuronas. Este cambio duradero en la arquitectura neuronal y la conectividad se puede volver a experimentar más tarde, o recordar a través de la activación de este circuito neuronal ahora vinculado. Esto es la memoria.

Para crear un recuerdo, tu cerebro requiere realizar cuatro pasos básicos: 1) la *codificación*, que consiste en traducir al lenguaje neurológico todo lo que capta: las imágenes, los sonidos, la información, las emociones y el significado de lo que percibes, y aquello a lo que le prestas atención, 2) La *consolidación* es el paso en el que tu cerebro vincula la colección de actividad neuronal previamente no relacionada en un patrón único de conexiones asociadas. 3) El *almacenamiento*. Una vez que el cerebro ya formó este patrón de actividad, procede a hacer en esas neuronas los cambios estructurales y químicos persistentes para mantenerlo en el tiempo. 4) La *recuperación*. Ahora, a través de la activación de estas conexiones asociadas, puedes volver a visitar, recordar, saber y reconocer aquello que aprendiste y experimentaste.

Para que puedas crear recuerdos a largo plazo que después puedas recuperar, tu cerebro tiene que ejecutar estos cuatro pasos. Introducir la información, para empezar, y después entretejerla y almacenarla a través de cambios estables. Y entonces la información que vas a encontrar cuando necesites recuperarla es la entretejida.

¿Cómo es que una constelación de actividad neuronal que previamente no estaba relacionada se une en una red neuronal conectada que experimentamos como un recuerdo singular?

No estamos del todo seguros de cómo ocurre, pero sí sabemos suficiente sobre dónde. La parte de tu cerebro en la que este vincula toda la información contenida en una experiencia (las percepciones sensoriales, el lenguaje, quién, qué, dónde, cuándo y por qué) que recopila, es en el hipocampo.

Esta estructura en forma de caballito de mar, que está justo en el centro de tu cerebro, es esencial para la consolidación de la memoria. ¿Qué significa esto? Que el hipocampo une tus recuerdos; es el que se encarga de entretejerlos. «¿Qué ocurrió? ¿Dónde y cuándo ocurrió? ¿Qué significa? ¿Cómo me sentí al respecto?». El hipocampo se encarga de entrelazar todas estas piezas separadas de información que obtiene de distintas partes del cerebro y las junta en una unidad recuperable de datos asociados, una red neuronal que, cuando se estimula, se experimenta como un recuerdo.

Así que el hipocampo es necesario para formar nuevos recuerdos que después puedes recuperar de manera consciente. Si tu hipocampo está dañado, tu habilidad para crear nuevos recuerdos se verá afectada. La enfermedad de Alzheimer empieza por atacar al hipocampo. Como resultado, uno de los primeros síntomas de dicha enfermedad suele ser que no recuerdes lo que ocurrió ese mismo día o lo que alguien te dijo minutos atrás, y repetir la misma historia y pregunta una y otra vez. Ya que su hipocampo está dañado, a las personas con Alzheimer se les dificulta crear nuevos recuerdos.

Además, la consolidación mediada por el hipocampo es un proceso que toma tiempo y puede verse interrumpido. La formación de un recuerdo que pueda ser recuperado mañana, la próxima semana o dentro de veinte años requiere una serie de eventos moleculares que tardan. Si algo interfiere con el procesamiento de un recuerdo naciente en el hipocampo, el recuerdo puede degradarse y posiblemente perderse.

Digamos que eres boxeador o futbolista y te dan un golpe en la cabeza. Si te entrevistara inmediatamente después de recibir el impacto, podrías contarme sobre el golpe, el partido y los detalles de lo que ocurrió. Pero si al día siguiente te volviera a entrevistar, tal vez no recordarías nada. La razón es que los recuerdos nuevos y duraderos no llegaron a concretarse porque, cuando tu hipocampo estaba llevando a cabo el proceso para entrelazar la información y formarlos, fue interrumpido por el golpe en la cabeza. Como resultado tuviste amnesia y esos recuerdos se desvanecieron sin haber terminado de formarse.

Esto podría explicar por qué Trevor Rees-Jones, guardaespaldas de la princesa Diana, y único sobreviviente del accidente automovilístico donde ella y Dodi Al-Fayed perdieron la vida años atrás, hasta la fecha sigue sin recordar ningún detalle de lo que ocurrió antes del accidente, en el que sufrió una lesión devastadora en la cabeza que requirió muchas cirugías y unas 150 piezas de titanio para reconstruir su rostro. Lo que pasó fue que, en el momento en que sufrió la lesión, su hipocampo no había terminado de entrelazar los elementos de su experiencia antes del choque; por lo tanto, su cerebro no pudo almacenarlos y esos recuerdos nunca se formaron.

¿Y qué pasa si una persona no tiene hipocampo? El estudio de caso más famoso en la historia de la neurociencia es el de Henry Molaison, o HM, como se le conoce en las miles de publicaciones en donde han citado su caso a lo largo de los siglos. Cuando era niño, se cayó de su bicicleta y se fracturó el cráneo, después de lo cual, a partir de los 10 años de edad, empezó a sufrir constantes convulsiones debilitantes, aunque no se sabe a ciencia cierta si estas eran consecuencia de la lesión o se debían a los antecedentes de epilepsia en su familia. Diecisiete años después, como las convulsiones lo seguían atacando implacablemente y no respondían al tratamiento farmacológico; él estaba desesperado y dispuesto a intentar cualquier cosa para aliviarse. Así que, el 1 de septiembre de 1953, a la edad de 27 años, Henry accedió a someterse a una cirugía cerebral experimental.

En el año 1953 todavía eran comunes las lobotomías y psicocirugías, procedimientos que involucraban la extirpación o corte indiscriminado de regiones del cerebro para tratar enfermedades mentales, como el trastorno bipolar y la esquizofrenia, y trastornos cerebrales, como la epilepsia. En la actualidad este tipo de intervenciones quirúrgicas se consideran grotescas, bárbaras e ineficaces, pero en aquel entonces, neurocirujanos respetados las realizaban de forma rutinaria. Así que, con el objetivo de eliminar las convulsiones de Henry, un neurocirujano llamado William Scoville decidió extirpar el hipocampo del cerebro de Henry, junto con el tejido cerebral circundante de ambos lados.

La buena noticia fue que las convulsiones se detuvieron casi por completo, y el proceso no cambió en nada su personalidad, ni su inteligencia, ni sus funciones del lenguaje y motoras, y tampoco su habilidad para percibir. Así que en ese sentido la cirugía fue un éxito. Sin embargo, y para su desgracia, intercambió un martirio por otro. Y las malas noticias fueron catastróficas. Durante los siguientes 55 años, hasta su muerte, que ocurrió a los 82 años de edad, Henry no pudo volver a retener información o experiencias nuevas de manera consciente durante más de unos instantes. Jamás volvería a crear un recuerdo a largo plazo de manera consciente.

Leía las mismas revistas y veía las mismas películas una y otra vez, como si nunca las hubiera visto. Saludaba a su doctor y a los psicólogos que estudiaban su caso todos los días como si los conociera por primera vez. Brenda Milner, una psicóloga canadiense, estudió el caso de Henry durante más de 50 años, y en todo este tiempo él nunca la reconoció. No podía aprender palabras nuevas. Todas las palabras que aparecieron después de 1953, como «granola», «jacuzzi», «laptop» y «emoji» no existían para él. Podía recordar un número durante unos minutos si lo repetía para sí mismo varias veces, pero en cuanto dejaba de ensayar, el número desaparecía para siempre. Es más, ni siquiera recordaba que le habían pedido memorizar un número. No se acordaba de nada de lo que ocurría minutos después, y jamás podría hacerlo.

Así que cualquier información nueva que hoy percibas y capte tu atención, que te parezca interesante, especial, sorprendente, útil, significativa o, por así decirlo, memorable, será procesada por tu hipocampo para consolidarla en la memoria. El hipocampo continuará activando repetidamente las partes del cerebro involucradas en lo que recordarás hasta que esas partes del cerebro se conviertan en un patrón de actividad estable y conectado, un patrón, esencialmente, interconectado.

Si bien necesitamos del hipocampo para formar nuevos recuerdos, una vez que estos son creados, no residen ahí. Entonces, ¿dónde se almacenan los recuerdos? Estos se distribuyen a lo largo de las partes del cerebro que registraron la experiencia inicial. A diferencia de la percepción y el movimiento, que residen en áreas específicas de nuestros cerebros, no tenemos neuronas especializadas en el almacenamiento de recuerdos o una corteza de la memoria. La visión, el oído, el olfato, el tacto y el movimiento pueden mapearse en regiones geográficas discretas del cerebro. En la parte posterior del cerebro tenemos una corteza visual, donde las neuronas procesan lo que vemos. Tenemos una corteza auditiva, donde oímos, y una corteza olfativa, donde percibimos olores. El dolor, la temperatura y el tacto se alojan en la corteza somatosensorial, en la parte superior de la cabeza. La capacidad de mover el dedo gordo del pie se puede atribuir a la activación de un conjunto específico de neuronas en la corteza motora.

La memoria es diferente. Cuando recordamos algo, no lo sacamos de un «banco de recuerdos». Eso no existe. Los recuerdos a largo plazo no residen en un área en particular de tu cerebro.

Los recuerdos se almacenan en todo el cerebro, en el patrón de actividad neuronal que se estimuló cuando se experimentó el evento o la información por primera vez. Recordar la cena de anoche requiere que se active el mismo grupo de neuronas dispares que percibieron, prestaron atención y procesaron tu experiencia inicial de esa comida. Por ejemplo, si alguien te pregunta si has comido en cierto restaurante italiano en tu ciudad, podría activar alguna parte de tus recuerdos de la cena de anoche y desencadenar la activación de la red interconectada, lo cual haría que recuerdes muchos detalles, si no es que todos, de la ocasión en que estuviste ahí. «El clima estaba muy agradable, así que mi amiga Tiffany y yo decidimos caminar hasta el restaurante. Mientras cenábamos, practicamos nuestro italiano con John. Yo comí risotto de hongos. *Delizioso!*».

Los recuerdos existen físicamente en tu cabeza a través de una red neuronal de asociaciones. Mi abuela murió de Alzheimer en 2002. Cuando la recuerdo, mi cerebro activa las imágenes de su apariencia en mi corteza visual, el sonido de su risa en mi corteza auditiva, el olor de los pimientos verdes y cebollas salteadas que preparaba casi diario a la hora de la comida en mi corteza olfativa; y el tapete rojo de su comedor, los tambores que guardaba en el desván, la lata de *pizzellas* en la mesa de la cocina, etc., en mi corteza visual.

Cada vez que recordamos algo, reactivamos los múltiples elementos de la información que experimentamos, la cual está entretejida como si fuera una sola unidad. Los estudios funcionales de imágenes cerebrales de resonancia magnética han vislumbrado el acto de recuperar un recuerdo. Cuando le pedimos a una persona que recuerde algo mientras está conectada a un escáner de resonancia magnética, podemos ver, literalmente, a la persona «buscando en su cerebro» la información que se le pidió recordar. Al principio la actividad cerebral revolotea y se ilumina por todas partes. Pero cuando el patrón de actividad en el cerebro coincide con el patrón de actividad que ocurrió en el momento en que la persona aprendió la información por primera vez, se estabiliza ahí. Y, sorprendentemente, es entonces cuando la persona dice: «¡Ya lo recordé!».

De manera similar, el patrón de activación que se ve en un escáner cerebral cuando una persona recuerda una imagen de algo en particular es casi idéntico al patrón de activación que se crea cuando mira ese algo físicamente. Imagina a Mickey Mouse. ¿Listo? Acabas de «echar un vistazo» dentro de tu cerebro y ahora puedes «ver» a Mickey Mouse. Las partes de tu cerebro que están activadas ahora incluyen las mismas neuronas de tu corteza visual que se activarían si en verdad estuvieras viendo una imagen de Mickey Mouse. Al imaginar una imagen de memoria, tu cerebro se activa como si la imagen estuviera justo frente a ti. Para recordar todo aquello que experimentas o aprendes, tu cerebro reactiva los elementos de lo que percibiste y aquello a lo que le prestaste atención en primer lugar.

Además, al activar el recuerdo de la imagen de Mickey Mouse en tu corteza visual, puede que también recuerdes otros aspectos de Mickey, como el sonido de su voz. Así que, recordar a Mickey Mouse puede incluir recordar cómo se ve y cómo se escucha. La activación de las neuronas en la corteza visual (el aspecto de Mickey) puede desencadenar la activación de las neuronas vinculadas que se distribuyen por todo el cerebro, que en este ejemplo incluye las neuronas ubicadas en la corteza auditiva (el sonido de Mickey). Así que puedes verlo y escucharlo.

Pero la recuperación de recuerdos no es como seleccionar un capítulo en el menú de un DVD o un canal de YouTube y reproducirlo. No leemos nuestros recuerdos como un libro ni los vemos como una película. La memoria visual no es como revisar la galería de tu teléfono celular, donde tienes una colección de imágenes que puedes inspeccionar a detalle. No funciona así. Recordar es una búsqueda asociativa del tesoro, un trabajo de reconstrucción que involucra la activación de muchas partes dispares, pero conectadas, del cerebro. Recordamos, pero no «reproducimos» estos recuerdos. La recuperación de un recuerdo ocurre cuando alguna parte de este es estimulada, lo que desencadena la activación del circuito de recuerdos entrelazados.

Y si creas y activas las señales correctas para la recuperación, puedes recordar esa primera noche de verano en la playa, cuando comiste ostras y malvaviscos, y cuando a Susy le picó una medusa… o, incluso, 111 700 dígitos de pi.

2

PRESTA ATENCIÓN

No hace mucho tiempo, cuando tenía unos cuarenta y tantos, conduje desde Cape Cod hasta Kendall Square en Cambridge, Massachusetts, y dejé mi auto en un estacionamiento. Vi la hora y supe que tendría que apurarme, ya que daría una charla a unas cuantas cuadras de ahí en unos minutos y tenía la esperanza de llegar más temprano. Por lo general le tomo una foto al número de piso o a la letra de la fila para poder ubicar el lugar del estacionamiento en donde dejo mi auto cuando regrese. Sin embargo, como me preocupaba llegar tarde, me estacioné y salí corriendo a toda velocidad sin tomar la foto y, lo que es peor, sin registrar de manera consciente el lugar donde lo hice.

Llegué a tiempo, di mi charla de 45 minutos, respondí algunas preguntas y firmé algunos libros. Posiblemente tardé una hora y media en total.

Cuando volví al estacionamiento, caminé hasta el lugar donde creía haber estacionado mi auto, pero este no estaba ahí. Subí y bajé rampas, sintiéndome cada vez más frustrada y desesperanzada, ya que seguía sin encontrarlo. Después de recorrer todos los niveles, no aguantaba los pies, pero estaba segura de que lo había dejado en el cuarto piso... pero tal vez había sido en el tercero, o en el quinto. ¿Y fue en la sección A? O fue en la B o quizás en la C? Ni idea. No podía recordarlo. Mi auto no estaba por ningún lado. Había desaparecido.

Sabía que estaba en el estacionamiento correcto, pero eso era lo único de lo que estaba segura. Traté de conservar la calma, mientras tanto no dejaba de presionar el botón del control remoto del auto con la esperanza de escuchar un bip-bip o ver unas luces parpadeantes. Nada. Estaba a punto de reportarlo como robado cuando lo vi justo donde lo había dejado: en el 4B.

Aliviada, avergonzada y sudorosa, mi primera reacción fue culpar a mi memoria por aquella experiencia enloquecedora, pero mi lado neurocientífico sabía que no era su culpa. La razón por la que no encontraba mi auto no era mi pésima memoria, amnesia, demencia o Alzheimer. El hecho de haber extraviado mi auto temporalmente no tenía nada que ver con mi memoria.

No lo encontraba porque no me fijé en dónde lo estacioné, para empezar. No estaba prestando atención.

Si queremos recordar algo, debemos, sobre todo, prestar atención a lo que sucede. Y para esto hacen falta dos cosas: percepción (ver, escuchar, oler, tocar) y atención. Digamos que estás parado frente al deslumbrante y gigantesco árbol de Navidad en el Centro Rockefeller, en Nueva York. Absorbes toda la información visual, su tamaño, su forma, y, a través de unos receptores llamados bastones y conos que se encuentran en las retinas de tus ojos, los colores de las luces. Esta información se transforma en señales que viajan hasta tu corteza visual en la parte trasera de tu cerebro, donde la imagen es procesada para que puedas verla. Luego se puede procesar más información al respecto en otras regiones del cerebro para reconocerla, darle significado, compararla, asociarla a una emoción y formar una opinión. Pero a menos que prestes atención cuando veas este árbol de Navidad, las neuronas activadas no se vincularán y no se formará un recuerdo. Ni siquiera recordarás haberlo visto.

Tu memoria no es como una cámara de video que graba constantemente cada imagen y sonido con los que te topas en tu vida cotidiana. Solo puedes capturar y retener aquello a lo que le prestas atención. Y como no puedes prestarle atención a todo, solo vas a poder recordar algunos aspectos de lo que te ocurre, pero otros no. Piensa en esa primera tarde de verano en la playa. Recuerdas los malvaviscos, la canción de Lady Gaga y que a Susy la picó una medusa. Pero sin duda hubo más que eso, viste, escuchaste, probaste y sentiste más cosas. Tal vez otra persona que estuvo ahí esa misma noche recuerde los hot dogs y la cerveza, que había mosquitos y que vieron una foca. Pero tú no recuerdas nada de eso. Tus recuerdos de la misma tarde son muy distintos porque no le prestaste atención a las mismas cosas.

Ponte a pensar en la amplia cantidad de información a la que tus sentidos se ven expuestos día tras día. Digamos que ayer estuviste despierto durante 16 horas, lo cual quiere decir que tus sentidos trabajaron, sin descanso, durante aproximadamente 57 600 segundos. Esa es mucha información. Pero sería simplemente imposible que recordaras la mayor parte de lo que tus ojos, oídos, nariz y cerebro percibieron a lo largo del día.

Aquí hay otro ejemplo que tal vez te resulte familiar: Conduzco con frecuencia a mi casa en Cape Cod desde el Aeropuerto Internacional Logan. Después de aproximadamente una hora de viaje, y estando a unos 40 minutos de casa, cruzo el puente Sagamore, un puente de arco de acero de cuatro carriles de más de 400 metros de altura que cruza el canal de Cape Cod. Es una estructura formidable y memorable. En algún punto durante este recorrido, de repente suelo preguntarme: «Un momento, ¿ya crucé el puente?». Y luego me doy cuenta de que estoy en la salida 5 de la ruta 6, lo cual significa que atravesé el canal desde hace ya unos diez minutos. Estoy en Cape Cod y *no* recuerdo haber cruzado ese enorme puente.

Pero sin duda mis ojos lo notaron. Ellos percibieron la información visual y la imagen del puente viajó hasta la corteza visual de mi cerebro. Mi cerebro sin duda lo vio. No es como si le estuviera pidiendo a mi cerebro que recuerde algún detalle lejano de mi infancia. ¡Acabo de pasar por el puente hace diez minutos!

Pero no recuerdo haberlo hecho porque el recuerdo nunca fue creado en primer lugar. No basta con que mis sentidos capten la información; mi hipocampo no puede consolidar la información sensorial y transformarla en un recuerdo duradero sin la contribución neuronal de la atención. Así que, como no presté atención en el momento en que crucé el puente, la experiencia de conducir a través de él pasó por mi cerebro en cuestión de segundos y desapareció sin dejar rastro.

El motivo principal por el cual olvidas lo que ibas a decir, el nombre de una persona, dónde dejaste tu celular y si ya habías pasado por un puente enorme es la falta de atención. Será imposible que recuerdes lo que está frente a tus narices si no le prestas atención. Por ejemplo, si no te fijas en dónde dejaste tus lentes, no puedes formar ese recuerdo. Y más tarde, cuando te sientas frustrado porque no los encuentras, en realidad no es tu memoria la que está fallando, porque no has olvidado nada, no puedes olvidar un recuerdo que nunca se formó. Perdiste tus lentes por no prestar atención (¡yo suelo encontrarlos en mi cabeza!).

Así que, si queremos recordar algo, tenemos que empezar por prestarle atención. Desafortunadamente no es tan sencillo. Haciendo a un lado el hecho de que vivimos en una época en la que abundan las distracciones, a nuestro cerebro le cuesta trabajo prestar atención. Por ejemplo, es posible que me distrajera con una conversación mientras conducía por el puente Sagamore, o tal vez empecé a soñar despierta y mi atención se desvió. Lo más probable es que no haya registrado el hecho de que estaba atravesando el puente porque no era un detalle particularmente importante para mí, sino una experiencia rutinaria. He pasado por ese puente cientos de veces. Me pasó igual que con otras experiencias a las que no les prestamos atención porque las llevamos a cabo día tras día, como lavarnos los dientes, ducharnos, vestirnos, beber nuestro café matutino, volver a casa del trabajo y, por lo tanto, no recordamos. Por otro lado, solemos prestarle atención a aquello que nos parece interesante, significativo, nuevo, sorprendente, importante, emotivo o trascendente, y, en consecuencia, lo recordamos. Nuestros cerebros captan esos detalles e ignoran (y olvidan) el resto.

En 1980 mi padre empezó a trabajar como vicepresidente de Desarrollo para una empresa de alta tecnología. Mientras llenaba formularios con una persona de Recursos Humanos, anotó su número de teléfono sin dudarlo, pero cuando llegó a la línea donde tenía que escribir su dirección, se quedó perplejo. Se dio cuenta de que llevaba *cinco años* viviendo en el mismo lugar y aun así no sabía su dirección. Y no es que mi padre fuera un anciano con Alzheimer; tenía apenas 39 años y era un ejecutivo brillante. La mujer de Recursos Humanos no podía creer que no supiera dónde vivía. Mi padre le explicó que sí lo sabía.

«Avanza por Trapelo Road, luego gira a la izquierda al pie de la colina y luego la primera a la derecha. Mi casa es la tercera a la izquierda». Dijo que nunca había memorizado el nombre de la calle ni el número porque no le parecía importante.

A la mujer le hizo gracia esto y le preguntó: «Bueno, ¿de qué color es su casa?».

Después de una larga pausa, mi padre sonrió y respondió: «No lo sé, pero puedo darle mi número telefónico para que le pregunte a mi esposa».

Hasta la fecha, él se sigue defendiendo: «No le presto atención a esa clase de cuestiones».

¿Cómo es posible que, después de cinco años de salir y volver a casa todos los días, lo cual significa al menos unas 1825 veces, mi padre no supiera de qué color era? ¿Y que tampoco recordara el número o la calle después de verla tantas veces? La repetición en definitiva ayuda a fortalecer la memoria, pero antes es necesario crear el recuerdo que se va a fortificar, y si uno no presta atención, no se va a crear ninguno. Como mi padre nunca prestaba atención al color de la casa, el nombre de la calle o el número, esta información jamás se consolidó en su memoria en primer lugar.

Si la experiencia de mi padre parece un ejemplo exagerado de distracción, aquí hay otro ejemplo con el que quizá te puedas identificar más. ¿Recuerdas que antes te pedí que imaginaras una moneda? A menos que seas un coleccionista, es decir, alguien que regularmente examina con cuidado los detalles de las monedas, es probable que se te haya dificultado recordar su aspecto de memoria. Te lo facilitaré un poco. En la página siguiente hay siete monedas.

Seis de ellas son falsas. ¿Puedes reconocer cuál es la moneda real? No estás del todo seguro, ¿verdad?

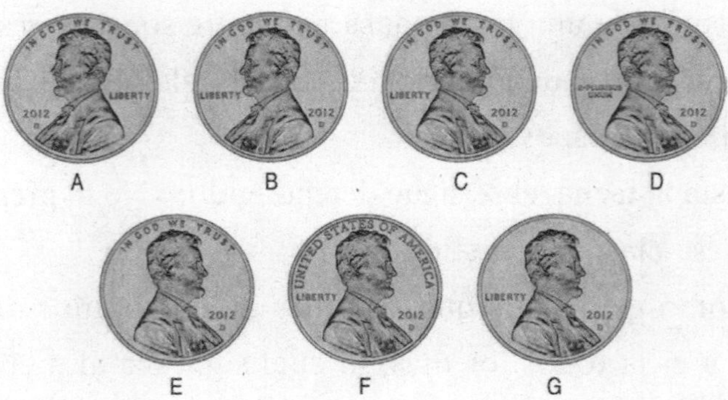

La primera vez que se hizo esta prueba, en 1979, menos de la mitad de los sujetos pudieron identificar la moneda de un centavo que era auténtica en una alineación similar. El centavo que no es falso es el que está en la letra C. Si eres como las personas que no recuerdan dónde se encuentra la palabra libertad o si el perfil de Lincoln mira hacia la derecha o hacia la izquierda, no te sientas mal. Estas características no tienen ninguna consecuencia para ti. No afectan el valor del centavo ni tu capacidad para gastarlo, y debido a que los detalles en el anverso y el reverso de un centavo no tienen ningún significado para ti, nunca les has prestado atención. Puede que hayas estado expuesto a miles de monedas durante décadas, pero como las miraste sin poner atención en ellas, nunca creaste un recuerdo de esa información.

Aquí hay otro ejemplo que tal vez resulte más familiar para la gente joven. El logotipo de Apple es una de las imágenes más reconocidas y difundidas en todo el mundo, y la mayoría la vemos a diario en nuestras computadoras portátiles, iPhones o en anuncios. Sin importar tu edad, trata de dibujar el logo de Apple de memoria. ¿Qué tan seguro estás de que lo dibujaste a la perfección? Ahora, ve si puedes reconocer cuál de estos nueve es el logotipo real.

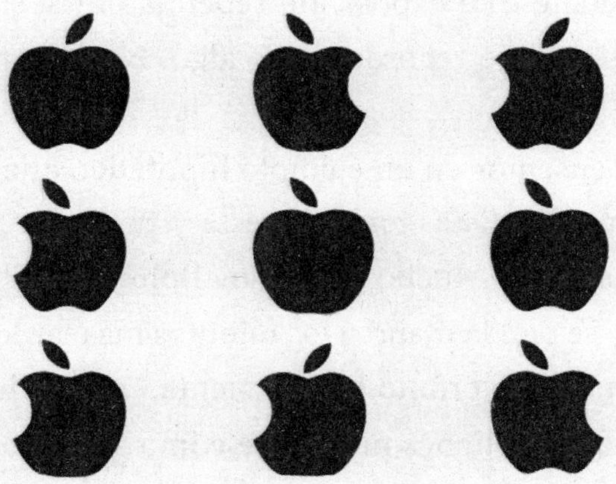

En la prueba original solo uno de 85 estudiantes universitarios pudo dibujar el logo de Apple perfectamente de memoria.[1] Y como vimos con la prueba del centavo, cuando se les presentaron a los sujetos distintas variantes para elegir, menos de la mitad (47%) pudo identificar el auténtico. ¿Cómo te fue a ti? Si elegiste alguna de estas manzanas, te equivocaste. Los nueve logotipos son falsos.

¿Qué implica el hecho de que tan pocas personas hayan podido identificar un ícono tan conocido? ¿Acaso el equipo

[1] De los 85 estudiantes que participaron en este estudio, 52 eran usuarios religiosos de Apple, 23 eran agnósticos de Apple y PC, y diez eran usuarios devotos de PC. No hubo diferencia entre ninguno de estos grupos en cuanto a su capacidad para recordar o reconocer el logotipo de Apple.

de mercadotecnia de Apple ha hecho un mal trabajo con sus consumidores? Claro que no. Todos reconocemos un producto de Apple cuando lo vemos, solo que recordamos la idea general del logo o la moneda, mas no retenemos necesariamente todos los detalles. La exposición repetida por sí sola no basta para garantizar que recordaremos algo. Necesitamos agregar la atención.

Ahora pensemos en un ejemplo hipotético que te resultará bastante familiar. Estás en una fiesta y tu amiga Sara te presenta a su esposo. «Mucho gusto, soy Bob», dice él. Tú le dices tu nombre y se dan la mano. Dos minutos más tarde, sigues platicando con él y de pronto te das cuenta, para tu horror y vergüenza, de que no tienes ni idea de cómo se llama.

También puede ocurrir que por casualidad lo encuentres unos días más tarde en la tienda y él, con una gran sonrisa, te salude diciendo: «¡Hola, [tu nombre]!». Lo reconoces. Sabes que se conocieron en aquella fiesta y que es el esposo de Sara. Pero no recuerdas su nombre. Así que respondes: «¡Hola, *amigo*!».

¿Por qué no recuerdas el nombre de Bob? Claramente lo escuchaste decir: «Mucho gusto, soy Bob». No tenías las orejas tapadas. Tu corteza auditiva recibió los sonidos de las palabras y las áreas de tu cerebro que procesan el lenguaje comprendieron lo que dijo.

Pero no basta con el hecho de haber estado expuesto al sonido de su nombre para recordar que se llama Bob, para ello tienes que prestarle atención. Una vez que se pronuncie el nombre de Bob, el sonido de este estará disponible en tu cerebro durante unos 15 a 30 segundos. Si no agregas la contribución neuronal de tu atención, el nombre de Bob se desvanecerá rápidamente. Su nombre nunca será consolidado por tu hipocampo y, por lo tanto, no será almacenado como un recuerdo. Entonces, en realidad no olvidaste su nombre; como no prestaste atención, en tu memoria no se almacenó el recuerdo de que se llama Bob.

Prestar atención requiere un esfuerzo consciente. Tu actividad cerebral predeterminada no es atenta; tu cerebro suele estar distraído, soñando despierto, en piloto automático y lleno de pensamientos constantes y repetitivos. En este estado es prácticamente imposible crear un nuevo recuerdo. Si quieres recordar algo, tienes que encender tu cerebro, despertar, estar consciente y prestar atención.

Dado que recordamos aquello a lo que le prestamos atención, es posible que queramos ser conscientes de en qué nos concentramos. Los optimistas prestan atención a las experiencias positivas, por lo que son estos eventos los que quedan consolidados en sus memorias. Si estás deprimido, es menos probable que consolides eventos felices o experiencias placenteras en tu memoria, porque la felicidad no cuadra con tu estado de ánimo. Cuando solo te enfocas en las nubes oscuras, ni siquiera notas los momentos más soleados. Encuentras lo que buscas. Si buscas magia todos los días, si prestas atención a los momentos de alegría y asombro, puedes capturar estos momentos y consolidarlos en tu memoria. Con el tiempo, la narrativa de tu vida se poblará de recuerdos que te harán sonreír.

Vivimos en una época en la que estamos constantemente conectados, siempre apresurados y plagados de distracciones. Tanto el smartphone como las redes sociales, los mensajes de texto y los correos electrónicos, hasta los pensamientos incesantemente acelerados, son distractores y, por lo tanto, también de la memoria. Minimizar o eliminar las cosas que te distraen mejorará tu memoria. Dormir lo suficiente, meditar y un poco de cafeína (no demasiada, y nunca 12 horas o menos antes de acostarse) son herramientas poderosas para combatir las distracciones, y pueden mejorar tu capacidad para prestar atención y, en consecuencia, para establecer recuerdos a largo plazo.

La gente de mi generación (X) suele jactarse de su capacidad para hacer varias actividades a la vez, como si esto fuera un superpoder. Lo mismo dicen los millennials, quienes afirman que no tienen problema para ver Netflix al mismo tiempo que usan Snapchat y hablan contigo. Pero en ambos escenarios hay un problema, si es que quieres recordar algo de lo que estás haciendo y experimentando. Dividir la atención mientras tu cerebro está tratando de crear un recuerdo disminuirá significativamente la probabilidad de que esto suceda. Y si la información logra consolidarse aunque tu atención esté dividida, es probable que el recuerdo que se forme no sea lo suficientemente sólido como para recuperarlo por completo más adelante. Para establecer un recuerdo con fuerza y precisión necesitas que tu atención esté enfocada.

Entonces, si realmente quieres recordar lo que estoy diciendo, deja tu celular. Y la próxima vez que no puedas encontrar tu auto, detente y, antes de acusar a tu memoria de fallar, antes de regañarla por ser patética, antes de que entres en pánico y te preocupes por tener Alzheimer, piensa: «¿Presté atención cuando me estacioné?».

3

EN EL MOMENTO

Si bien la atención es necesaria para crear un nuevo recuerdo, no es suficiente. No basta con que el hermoso atardecer haya captado mi atención durante aquella primera noche de verano en la playa; eso no significa que lo recordaré cinco años o incluso cinco minutos más tarde. Más allá de la atención, el proceso para que la información o una experiencia se convierta en un recuerdo duradero comienza en el aquí y el ahora.

¿Recuerdas a Henry Molaison, el hombre al que le extirparon quirúrgicamente el hipocampo y parte de ambos hemisferios cerebrales en un esfuerzo por eliminar sus convulsiones? Al carecer de hipocampo, perdió la capacidad de crear recuerdos nuevos a largo plazo de manera consciente. En consecuencia, para él las personas siempre eran nuevas, nunca dejaban de ser extrañas. No podía retener vocabulario nuevo, aprender canciones nuevas, acordarse de la trama de una película o de lo que le sucedió el día anterior.

Pero no perdió su memoria del todo. Por ejemplo, le podía repetir a su doctor un número telefónico o una lista corta. Claro, un minuto después, se olvidaba por completo del número y hasta del hecho de haber hablado con el doctor al respecto, pero podía retener 10 números en su cerebro al menos por unos segundos.

Se acordaba de cualquier cuestión por un breve momento, y un poco más si lo repetía constantemente. Podía retener información el tiempo suficiente para terminar una oración coherente, comprender lo que la gente le decía y seguir instrucciones, siempre y cuando no lo distrajeran ni interrumpieran. Pero ¿cómo es que podía recordar algo si no tenía hipocampo? ¿Cómo es que podía recordar algo nuevo, aunque fuera por unos segundos? El hipocampo de Molaison se había ido, junto con parte de sus hemisferios cerebrales, pero todavía tenía su corteza prefrontal, y aquí es donde se recuerda el momento presente.

Lo que sea que esté retenido en tu conciencia en este momento se llama memoria de trabajo. En ella no retienes lo que sucedió la semana pasada, anoche o incluso hace un minuto. La memoria de trabajo solo contiene aquello a lo que le estés prestando atención en este momento.

Y ahora, en este momento.

Esta es tu memoria del momento presente. Es un espacio de almacenamiento limitado, a corto plazo, que tu corteza prefrontal utiliza para las imágenes, los sonidos, los olores, los sabores, las emociones y el lenguaje del presente. Siempre está trabajando para retener lo que acabas de experimentar y a lo que acabas de prestar atención solo el tiempo suficiente para usarlo o no.

Por ejemplo, la memoria de trabajo retiene el comienzo de la oración que estás leyendo en este momento lo suficiente como para que entiendas la oración completa cuando llegues al final. Une un momento con el siguiente, y así te brinda una comprensión contigua de lo que está sucediendo. Te permite seguir una conversación, comprender la trama de una película y multiplicar 12 por 14 en tu cabeza. Usas tu memoria de trabajo para mantener un número de teléfono o un código de acceso en tu conciencia el tiempo suficiente para ingresar los números en el celular o la computadora antes de que desaparezcan de tu mente.

De hecho, puedes sentir la naturaleza fugaz de la memoria de trabajo cuando sucede algo como lo siguiente: imagina que alguien recita una contraseña de wifi aleatoria de 10 caracteres que necesitas y no tienes una pluma a la mano. Ahora, estás en una loca carrera mental, repitiendo rápidamente los primeros caracteres en tu cabeza mientras sientes un cronómetro invisible, contienes la respiración en suspenso mientras te apresuras a ingresar todas esas letras y números antes de que se desvanezcan. «¿Podrías repetirme la contraseña?».

Los psicólogos se refieren a la memoria de trabajo visual como tu «agenda visoespacial». Imagina unas palabras en una nota adhesiva, escritas apresuradamente con tinta que desaparece. La memoria de trabajo de lo que escuchas se llama «bucle fonológico», la versión auditiva de la agenda visual. Ese breve eco en tu cabeza de lo que acabas de escuchar es la banda sonora más corta del mundo.

La información no puede permanecer en la memoria de trabajo durante mucho tiempo. Puedes retener información visual en la agenda e información auditiva en el bucle fonológico de 15 a 30 segundos. Eso es todo. Y luego los contenidos son desplazados por la siguiente pieza de información entrante. La vida sigue su curso. Sigues escuchando, viendo, pensando y experimentando lo que ocurre a tu alrededor y en tu interior. (Ya sabes que siempre estás hablando contigo mismo por dentro, ¿verdad? Como ahora. Me acabas de responder, ¿cierto?). La información nueva ingresa a tu memoria de trabajo y saca a empujones todo lo que estaba allí antes.

Puedes mantener la misma información por más tiempo en tu memoria de trabajo si la repites, ya sea en voz alta o mentalmente. Digamos que estás tratando de recordar esa contraseña otra vez. Como si refrescaras una página web en tu navegador, al repetir la contraseña, lo que haces esencialmente es reingresar la información en el presente, y así reiniciar el cronómetro durante otros 15 o 30 segundos. Y si la repites lo suficiente, la contraseña se consolidará a través del hipocampo y se convertirá en un recuerdo duradero.

Si el doctor de Henry le hubiera dicho: «Toca tu nariz», él habría podido recordar la instrucción el tiempo suficiente como para hacerlo, en especial si la hubiera repetido mentalmente. Y gracias a la memoria de trabajo, todavía habría podido percibir y comprender nueva información en el momento.

Pero Henry no podría haber recordado de manera consciente nada más allá de su limitada capacidad de retención. Un minuto después esa instrucción habría desaparecido de su cerebro. No habría podido recordar tocarse la nariz ni que su médico le pidió que lo hiciera.

Además de tener una vida útil muy corta, la memoria de trabajo no tiene gran capacidad. ¿Cuánta información puede contener la memoria de trabajo a la vez? La respuesta es que una cantidad tan sorprendentemente pequeña como específica. La capacidad de retención de la memoria de trabajo fue determinada por primera vez por George Miller en 1956, y sus hallazgos han resistido la prueba del tiempo. Solo podemos retener unas siete cosas, más o menos, durante 15 a 30 segundos en la memoria de trabajo.

Un momento, estarás pensando, los números de teléfono suelen tener 10 dígitos. ¿Acaso tienes una memoria de trabajo excepcional, al nivel de un genio, porque puedes recordar con precisión un nuevo número de teléfono después de escucharlo solo una vez? Lo siento, no es el caso.

Ese número mágico: siete, más o menos, se puede aumentar al dividir cualquier información para recordarla en fragmentos organizados o grupos significativos. Hacemos esto todo el tiempo. Por ejemplo, cuando intentamos memorizar un número de teléfono, no solemos hacerlo como una cadena continua de diez números como esta:

6175554062

Normalmente lo memorizamos así:

617-555-4062

Por lo tanto, un número de teléfono de 10 dígitos puede caber en la memoria de trabajo porque está agrupado en tres elementos en lugar de 10: el código de área, más los primeros tres números, más los últimos cuatro números. Y, normalmente, agregamos algo de ritmo y melodía al sonido del número de teléfono en el bucle fonológico, lo que ayuda a recordarlo.

De manera similar, mantener en la memoria de trabajo la cadena de números 12062007 cuesta mucho más trabajo que mantener 06/12/2007. Cuando dividimos los números en tres unidades significativas como esta, es más fácil recordarlos como el 6 de diciembre de 2007.

Aquí hay otro ejemplo que tal vez resulte más convincente. ¿Puedes ver estas 18 letras durante 15 segundos y recordarlas en el orden correcto?

AVOEGNAISLMBEROINM

¿Qué tal en treinta segundos?

A menos que seas un campeón de memoria entrenado, apuesto a que todavía no puedes. ¿Qué pasa si arreglo esas mismas letras del siguiente modo?

MI NOMBRE ES LISA GENOVA

¿Ahora sí puedes repetirlas en orden? Fue pan comido, ¿verdad? Cinco fragmentos significativos agrupados encajan fácil y ordenadamente dentro de la memoria de trabajo. Pero no puedes ingresar 18 letras sin sentido dentro de esa misma maleta. Las primeras letras ya habrían desaparecido para cuando estuvieras leyendo la última.

Por lo tanto, puedes incluir más información en tu memoria de trabajo si fragmentas los elementos que quieres recordar. Por el contrario, puedes encajar y, por lo tanto, recordar menos de los siete mágicos elementos si te lleva más tiempo pronunciar las palabras con las que estás tratando. Tu bucle fonológico puede gestionar todas las palabras que puedas decir en unos dos segundos, y luego retener estas palabras entre 15 y 30 segundos antes de que la banda sonora se desvanezca.

Digamos que estás tratando de recordar una lista de objetos usando tu memoria de trabajo. En cuanto más sílabas tengan las palabras, más trabajo costará. En promedio, las personas recuerdan alrededor de 90 por ciento de una lista de cinco palabras monosilábicas usando la memoria de trabajo. El rendimiento disminuye a 50 por ciento para una lista de cinco palabras que tienen cinco sílabas cada una. La retención disminuye porque lleva más tiempo articular una palabra de cinco sílabas en tu cabeza.

Por ejemplo, sin ensayarla, lee la siguiente lista una vez y prueba si puedes repetirla inmediatamente de memoria.

Pan
Miel

Cruz
Flor
Red
Nuez

Sencillo, ¿no? ¿Escuchaste el bucle fonológico tocando la banda sonora de las palabras en tu cabeza? Ahora, haz lo mismo, sin ensayar ni releer, con esta lista:

Personalidad
Ortopédico
Arquitectónico
Imaginación
Astrológico
Insoportable

¿Sientes la diferencia? ¿Sentiste que el principio de esta lista se estaba desvaneciendo cuando llegaste a «astrológico»? Tal vez estés pensando que la primera lista fue mucho más fácil de recordar que la segunda porque los elementos de la primera son más fáciles de visualizar, y sospechas que la visualización ayuda con la consolidación y recuperación de la memoria. Esto es absolutamente cierto cuando se trata de recordar información que persiste más allá de unos pocos segundos, pero dentro de la memoria de trabajo del momento presente no hay tiempo para eso. El procesamiento adicional no está involucrado. Para ser justos, prueba con esta lista:

Tres
Fe
Mil
Voz
Rey
Mal

Sigue siendo tan sencilla como la primera, ¿verdad? Si bien las señales y asociaciones visuales tienen un efecto profundo en la consolidación y recuperación de recuerdos a largo plazo, no entran en juego en la memoria de trabajo.

Ahora, sin regresar a verlas, ¿puedes recordar las seis palabras de la primera lista? Asumiendo que te haya tomado más de 30 segundos llegar a este párrafo desde que leíste la palabra «pan», es probable que las seis palabras de esa lista ya no se encuentren en tu memoria de trabajo. Si las recuerdas es porque tu hipocampo las está procesando para almacenarlas en la memoria a largo plazo.

Ya vimos que puedes retener fácilmente la oración «mi nombre es Lisa Genova» en la memoria de trabajo. ¿Qué sucede con oraciones más largas y complejas? Cuantas más sílabas tenga una palabra, una oración o una lista, más difícil será recordarla en tu memoria de trabajo. ¿Alguna vez has leído una oración extensa que contenga muchas palabras de varias sílabas y tuviste que regresar al principio para volver a leerla y comprenderla? Trata de leer esta oración extraída de las páginas 15-16 del libro *En defensa de la Ilustración*, de Steven Pinker:

> De todos estos estados, los únicos que nos parecen útiles a vuelo de pájaro (como que un cuerpo está más caliente que el otro, lo que se traduce en que la velocidad media de las moléculas en un cuerpo es superior a la velocidad media en el otro) constituyen una pequeña fracción de las posibilidades, aunque todos los estados desordenados o inútiles (aquellos en los que no hay diferencia de temperaturas, en los que las velocidades medias de los dos cuerpos son iguales) constituyen la gran mayoría.

¿Se le dificultó a tu cerebro comprenderlo todo en una sola leída (o incluso en varias)? ¿Por qué se sintió tan difícil? Incluso fragmentada, esta oración es demasiado larga y compleja como para caber completa en el espacio de la memoria de trabajo. Cuando terminas de leer la oración, ya olvidaste el principio. Y entonces tienes que retroceder y volver a leerla para comprenderla por completo.

Probemos con una oración más corta y sencilla. Aquí tienes la primera oración del libro *Still Alice:*

> Incluso entonces, más de un año antes, había neuronas en su cabeza, no lejos de sus oídos, que estaban siendo estranguladas hasta la muerte, demasiado silenciosamente para que ella las escuchara.

Probablemente tu cerebro le dio sentido a esa oración en un solo intento porque, cuando llegaste al final de esta, aún podías retener y recordar las palabras desde el principio. Las palabras entre cada una de las comas crean seis fragmentos manejables, y la oración completa se puede decir en unos siete segundos, así que no rebasa la capacidad de la memoria de trabajo. Pero luego, después de que la hayas leído y comprendido, pasarán unos segundos y esta oración desaparecerá de tu conciencia.

Si has leído *Still Alice*, probablemente no podrías haber recordado la oración anterior de memoria. No memorizaste las palabras mientras las leías. Así no es como leemos. Las oraciones que leemos se descartan de nuestra memoria de trabajo casi inmediatamente después de leerlas.

Ocurre algo similar cuando vemos una película. Anoche vi *The Avengers* (Los Vengadores) con mis hijos. No han pasado ni 24 horas desde que la vimos y no creo poder recordar ni un solo diálogo con exactitud. Ni uno solo.

Aguarda, si todo se desvanece de la memoria de trabajo en cuestión de segundos, ¿cómo recordarás algo de lo que leas en este libro? ¿Qué caso tendría leer entonces? ¿Cómo es que puedo recordar lo que desayuné esta mañana, la nueva rutina de jazz que mi profesora de danza coreografió la semana pasada o la charla TED que di en 2017? La vida no es una serie de listas o números de teléfono para recordar cada 15 o 30 segundos.

Entonces, ¿para qué sirve la memoria de trabajo? La mayoría pensamos que es la puerta de entrada a la memoria. Los detalles disponibles en tu presente que captan tu atención y tienen un significado especial, o una emoción adjunta, pueden extraerse del destino condenado de la memoria de trabajo y enviarse al hipocampo. Allí se consolidan en un recuerdo a largo plazo que, a diferencia de la memoria de trabajo, se cree que tiene una duración y una capacidad ilimitadas.

En este momento estoy en mi cocina, tecleando estas palabras en mi computadora. Veo mis manos, la computadora, mi vaso de Starbucks, una alerta de texto sin respuesta en mi iPhone y que son las 3:34. Escucho una cortadora de césped, el clic de las teclas mientras escribo y el zumbido del refrigerador. Tengo hambre. Este es mi presente, y esta información se mantendrá en mi memoria de trabajo durante 15 o 30 segundos. Si nada acerca de este momento es trascendental, entonces esa información desaparecerá, casi instantáneamente y para siempre, de mi memoria de trabajo, mi conciencia y mi cerebro. No la recordaré.

Sin embargo, si considero que vale la pena conservar algo de este momento, por ejemplo, si estoy escribiendo la frase final de este libro, si ese mensaje de texto dice que Jessica Chastain quiere protagonizar la adaptación cinematográfica de una de mis novelas, si escribo sobre este momento en un capítulo que releeré y editaré decenas de veces (esa cantidad de repeticiones debería ser suficiente), entonces la información que percibí y que me pareció significativa en este momento se trasladará desde el espacio temporal de la memoria de trabajo a mi hipocampo, donde las neuronas pueden vincular estas piezas fugaces y dispares de información sensorial en un solo recuerdo: la historia de lo que sucedió hoy en mi cocina. Y ahora, en lugar de olvidar todo sobre este momento en treinta segundos, podría recordarlo durante décadas.

4

MEMORIA MOTRIZ

Si se le presta atención y es lo suficientemente significativo, el momento presente puede consolidarse en un recuerdo estable y duradero. Tenemos tres tipos básicos de recuerdos a largo plazo: los de información, los de los sucesos y los de cómo hacer las cosas.

A mí me encanta esquiar. Aprendí con un par de viejos Dynastar que me heredó mi prima Kathleen cuando estaba en sexto grado. Esquié principalmente en New Hampshire durante la secundaria, en Maine mientras estaba en la universidad y en cualquier lugar de Nueva Inglaterra hasta los 20 años. Pero luego tuve tres hijos y me mudé a Cape Cod, donde las únicas colinas son dunas de arena, y lo siguiente que supe fue que, en un parpadeo, llevaba más de una década sin esquiar.

Cuando finalmente volví a hacerlo, recuerdo que estaba de pie en la cima de la primera pista, mirando hacia abajo, hacia la pendiente empinada y helada; el miedo se activó en mi sistema nervioso simpático mientras me preguntaba no muy confiada: «¿Aún recuerdo cómo se hace esto?». Inhalé profundamente, incliné la cadera y las puntas de mis pies hacia delante y, sin pensar en cómo llegaría, empecé a esquiar hacia abajo. Estoy segura de que había una sonrisa emocionada en mi rostro mientras pensaba: «Esto es como aprender a andar en bicicleta».

La cultura popular llama memoria motriz o muscular a esta capacidad de realizar una habilidad previamente aprendida. Por medio de la repetición y la práctica enfocada, las secuencias complejas de movimientos físicos previamente no relacionados pueden unirse y ejecutarse como una sola acción en lugar de como una serie de pasos laboriosos separados. Cuando el patrón exacto se memoriza, se puede realizar de manera fluida, más rápida, más precisa y sin un pensamiento consciente sobre cómo hacerlo. Así que podemos tocar *Para Elisa* en el piano, conducir al trabajo, atrapar una pelota de beisbol, caminar a la cocina o esquiar montaña abajo sin dedicar nada de energía consciente a cómo se hacen estas cosas mientras las hacemos. En palabras de Nike, simplemente lo hacemos. Y aunque es posible que no recuerdes lo que dijo tu pareja hace cinco minutos, la memoria motriz es notablemente estable y puede recuperarse incluso después de haber estado sentado en la banca durante décadas.

Pero el término «memoria motriz» es un nombre inapropiado, y estoy aquí para devolverle el crédito a su legítimo dueño. Tu cuerpo puede bailar la *Macarena* una vez que hayas aprendido la rutina, y tal vez sientas que tus extremidades recuerdan cómo hacer los pasos, pero el programa de esta coreografía no habita en tus músculos, sino en tu actividades que sabes cómo hacer, se deben activar ciertos recuerdos en tu cerebro, pero este tipo de recuerdo es un poco diferente a la concepción de recuerdo que solemos tener. Por lo general, consideramos que la memoria son las cosas que sabemos (como que un octágono tiene ocho lados, nuestro número telefónico y que la tierra es redonda) y las cosas que ocurren (como que me rompí el ligamento cruzado anterior jugando rugby en la universidad, que Pharrell Williams me hizo un gesto de aprobación y me esbozó una sonrisa después de una de mis charlas o que fui a una boda el fin de semana pasado). Esta clase de recuerdos son *declarativos*, porque puedes declarar que recuerdas o sabes algo. La recuperación de recuerdos declarativos implica el recuerdo consciente de información previamente aprendida y experiencias que ya se vivieron.

Por ejemplo, ¿quién era la coprotagonista de Tom Hanks en la película *Tienes un e-mail*? En este momento estás buscando el recuerdo de manera consciente en tu cerebro, y sabrás cuando lo hayas encontrado. Si esta pregunta fue demasiado sencilla y supiste de inmediato que la respuesta era Meg Ryan, prueba con esta: ¿Quién coprotagonizó junto a Tom Hanks la película *Splash*? O trata de hacer una lista de todas las personas con quienes te mensajeaste ayer. Puedes sentir el esfuerzo consciente por encontrar esta información.

Los intentos por recuperar este tipo de recuerdos nos pican donde no podemos rascarnos a diario. ¿Por qué entré en esta habitación? ¿Cómo se llama ese tipo? ¿Dónde dejé mi teléfono? Recuperar recuerdos declarativos puede parecer laborioso, frustrante y, a veces, infructuoso. Somos conscientes del esfuerzo que hacemos cuando tratamos de cazar el recuerdo, y nuestra relación con la recuperación de las cosas que sabemos y las cosas que sucedieron es a menudo de temor y trabajo duro.

La memoria motriz es diferente. Esta es tu memoria para las habilidades motoras y los procedimientos, la coreografía de cómo hacer las cosas. La memoria motriz es inconsciente y los recuerdos que contiene están por debajo de tu conciencia. Conducir un automóvil, andar en bicicleta, comer con palillos chinos, golpear una bola rápida, cepillarse los dientes y escribir a máquina son todos ejemplos de recuerdos motrices. Hubo un tiempo en que no sabías hacer nada de esto. Y luego, a través de la repetición y el refinamiento, aprendiste. Memorizaste los pasos para hacerlo. Y ahora, cada vez que te subes a una bicicleta, no tienes que detenerte y pensar, «un momento, déjenme recordar cómo se hace esto». Del mismo modo, la gimnasta estadounidense Simone Biles no tiene que pensar en cómo va a doblar y girar su cuerpo mientras salta por los aires. Una vez aprendidos, los pasos se recuperan instantáneamente, sin esfuerzo y de manera inconsciente. Cuando recuperas estos recuerdos, no te percatas de que lo estás haciendo; se vuelven automáticos, los haces de memoria. Te subes a la bicicleta y te vas. Biles ejecuta un *full* de Yurchenko y aterriza perfectamente.

Entonces, ¿cómo y en dónde se forman los recuerdos motrices? Digamos que estás aprendiendo a jugar golf. El instructor te enseña a alinear tus pies y hombros con la pelota. Te enseña cómo colocarte a una distancia que permite que la cara del palo alcance la pelota mientras mantienes los brazos rectos.

A flexionar tus rodillas, pero no mucho. A relajar tu agarre. A mantener los ojos en la pelota. A rotar el torso y ejecutar el *backswing*, el *downswing* y el albatros.

Para crear un patrón de movimiento automatizado, repetible y altamente preciso, que en este caso es golpear una pelota de golf, la secuencia de pasos físicos individuales debe conectarse y vincularse en un solo recuerdo que puedas recuperar. Mientras que los recuerdos semánticos y episódicos se consolidan a través del hipocampo, los motrices se unen por medio de una parte del cerebro llamada ganglios basales. A medida que se practica la secuencia de pasos físicos, estos se traducen en un patrón conectado de actividad neuronal. A medida que continúas aprendiendo la habilidad, otra parte del cerebro llamada cerebelo proporciona información adicional. «Párate un poco más a la izquierda. No dobles la muñeca». Se realizan ajustes y refinamientos en el movimiento y vas mejorando.

Si bien el hipocampo es esencial para formar nuevos recuerdos episódicos y semánticos, esta estructura cerebral no está involucrada en absoluto en la creación de recuerdos motrices. Henry Molaison, el hombre al que le extirparon quirúrgicamente el hipocampo en un esfuerzo por tratar sus incesantes convulsiones, nunca pudo volver a establecer ningún nuevo recuerdo consciente. Pero, sorprendentemente, todavía podía crear nuevos recuerdos motrices. No podía recordar lo que le había sucedido cinco minutos atrás, pero aún podía aprender a hacer cosas nuevas.

En el ejemplo más famoso de la psicóloga Brenda Milner, ella le enseñó a Henry a dibujar con un espejo. Le pidió que trazara una estrella en un espejo, dibujando dentro del espacio entre otras dos estrellas concéntricas dibujadas en una hoja de papel, las cuales solo podía ver, igual que el papel y el lápiz, a través de su reflejo en el espejo. Esta tarea no era fácil, y al principio Henry no era muy bueno haciéndola, pero con la práctica continua mejoró y finalmente pudo dibujar la estrella en el espejo sin errores. Es decir, aprendió, lo cual demostró que podía crear y retener un recuerdo motriz a largo plazo sobre cómo dibujar esta estrella en un espejo. Pero, como con todas las experiencias desde su cirugía, no tenía ningún recuerdo consciente de haber aprendido a hacer esto. Cada vez que dibujaba esa estrella, afirmaba que era la primera vez que lo hacía. Sin embargo, su memoria motriz inconsciente recordaba lo que su memoria declarativa consciente olvidaba.

Por lo tanto, la consolidación de la memoria motriz requiere una activación repetida a través de mucha práctica enfocada. Una vez que se consolida el patrón de activación neuronal para una habilidad, el recuerdo de cómo golpear una pelota de golf reside en la activación vinculada de las neuronas en la corteza motora. Estas son las neuronas que, a través de conexiones en la médula espinal, les dicen a todos los músculos voluntarios de tu cuerpo qué hacer. Mover el dedo gordo del pie izquierdo, señalar con el dedo índice derecho, saltar en el aire en un *grand jeté* y golpear una pelota de golf con un palo pueden relacionarse con la activación de distintas neuronas en la corteza motora.

Al igual que con otros tipos de recuerdo, con la repetición continua tus recuerdos motrices se vuelven más fuertes y se recuperan de manera más eficiente. Y debido a que estas neuronas conectadas le dicen al cuerpo qué hacer, con la práctica mejoras la manera en que las haces. La práctica de las habilidades hace que estas se vuelvan más estables y consistentes.

Parte de esta mejora se debe al entrenamiento de los músculos de tu cuerpo. Si practicas la carrera de obstáculos de 110 metros una y otra vez, los músculos involucrados en correr y saltar sobre ellos se fortalecerán y esculpirán para realizar esa habilidad en particular, y tu desempeño mejorará. Pero tu capacidad para superar esos obstáculos más rápido y sin caer se ha desarrollado principalmente porque has activado y fortalecido de manera repetida conexiones neuronales específicas en tu cerebro. Eres un mejor corredor de obstáculos no solo porque tus cuádriceps se hicieron más grandes. Podrías hacer sentadillas todo el día, desarrollar enormes cuádriceps y, aun así, nunca superar el primer obstáculo limpiamente. Tu desempeño saltando obstáculos mejoró con la práctica porque tu cerebro se hizo más grande.

A medida que avanzas de principiante a profesional, los escaneos de tu cerebro muestran que las partes de tu corteza motora activadas por esa habilidad se agrandan. Así, por ejemplo, si eres pianista la parte de la corteza motora que se agranda es la responsable del movimiento de los dedos, y si eres un virtuoso ocupa aún más espacio que si eres un novato. Convertirse en un experto en cualquier habilidad física es el resultado del aumento de conexiones neuronales, y el aumento de materia cerebral dedicada a ese recuerdo motriz.

Cualquier actividad que realices una y otra vez provoca cambios en tu cerebro, y luego este cambia la forma en que mueves tu cuerpo. No existe una receta precisa que indique cuánta práctica es necesaria para cambiarlo, pero generalmente se necesita mucha más repetición para aprender una nueva habilidad que para memorizar el nombre de alguien o recordar dónde estacionaste tu auto. En su libro *Outliers*, el escritor Malcolm Gladwell popularizó la idea de que se necesitan 10 000 horas de práctica para pasar de principiante a experto. A primera vista este número parece absurdamente alto. Por ejemplo, tomo una clase de baile de una hora una vez a la semana. La primera vez que la maestra nos enseñó la coreografía de *Uptown Funk*, de Mark Ronson y Bruno Mars, me sentía torpe y daba muchos pasos en falso, pero después de dos o tres clases más, ya había practicado lo suficiente como para memorizar la rutina, y podía realizarla sin errores. Así que fueron solo cuatro horas. ¿Qué pasó ahí? ¿Acaso soy la mejor bailarina del mundo? Difícilmente.

Afirmar que solo me tomó cuatro horas dominar la coreografía de *Uptown Funk* sería ignorar los años de baile, y memoria motriz, que precedieron al aprendizaje de ese conjunto particular de pasos. Comencé a bailar ballet y tap cuando tenía tres años, actué en una compañía de danza en la secundaria y bailé en el Jeannette Neill Dance Studio en Boston hasta los 30. Así que mi habilidad para realizar de manera experta la rutina de baile de *Uptown Funk* reclutó recuerdos motrices acumulados a lo largo de mi vida, lo que posiblemente podría sumar 10 000 horas de baile.

Si bien no hay nada mágico en este número, Gladwell observa correctamente que con mucho entrenamiento enfocado y repetición, puedes mejorar de manera significativa cualquier habilidad que desees dominar. Pero ¿te convertirás en un experto? No necesariamente. Si practicaras lo suficiente, ¿podrías patear una pelota de futbol tan bien como lo hace Abby Wambach? ¿O saltar como Simone Biles? Quizá. Pero con mi metro sesenta de estatura, aunque practique hasta el cansancio nunca podré clavar una pelota de baloncesto como Michael Jordan. Algunos nacemos con cerebros y tipos de cuerpo predispuestos y equipados para realizar ciertas habilidades mejor que otros. Pero si quieres tener la posibilidad de ser bueno en cualquier cosa, necesitas mucha práctica deliberada y enfocada. La repetición es la clave para el dominio de la memoria motriz.

Crear un recuerdo motriz no es lo mismo que crear un declarativo. La recuperación también es distinta, notablemente distinta. Una vez aprendidos, los recuerdos motrices se recuperan sin esfuerzo consciente. Uno recuerda cómo hacer las cosas, pero no de manera consciente. Cada vez que ando en bicicleta ocurren muchos sucesos en mi cerebro. Estoy recuperando los recuerdos, activando los circuitos neuronales conectados sobre cómo pedalear, mantener el equilibrio, conducir y frenar, pero no estoy conscientemente involucrada en estos procesos.

Digamos que estás aprendiendo a tocar *Fantasía* en do mayor de Schumann en el piano. Al principio, tocar requerirá una gran cantidad de procesamiento consciente, esfuerzo concentrado y repetición meticulosa. Pero una vez que hayas practicado lo suficiente, una vez que hayas integrado la información del procedimiento a tu memoria motriz, la secuencia de notas quedará relegada a la memoria inconsciente. Entonces podrás tocar la pieza sin mirar la partitura y sin pensar en el patrón de las notas individuales. Solo colocas los dedos sobre las teclas y tocas.

Recuperamos recuerdos motrices durante todo el día de manera inconsciente. ¿Acaso piensas en el procedimiento para leer mientras lees este capítulo? No. ¿Tienes que recuperar conscientemente los detalles de las lecciones de manejo que tomaste cuando tenías 16 años cada vez que conduces tu auto? No. ¿Desglosas de manera consciente los pasos para hacer un swing con una raqueta de tenis mientras devuelves un saque? No. ¿Recuerdas cómo aprendiste a escribir mientras redactas un correo electrónico? Tal vez recuerdes haber aprendido a escribir a máquina. Yo estaba en décimo grado y me sentaba al fondo del salón, a la derecha de mi amiga Stacey. Recuerdo los tediosos ejercicios: AAA–SSS–DDD–FFF. Pero no necesito recordar ninguno de estos ejercicios para escribir este capítulo. Memoricé cómo escribir. Y este tipo de memoria no se recupera de manera consciente. Podemos escribir sin pensar en cómo escribir.

Es increíblemente beneficioso que nuestros cerebros estén diseñados de esta manera. Al delegar la memoria motriz a los circuitos neuronales subconscientes, el presidente del cerebro, el director ejecutivo y otros altos mandos son libres de continuar con sus funciones ejecutivas de pensar, imaginar y tomar decisiones mientras haces lo que ya sabes hacer. Para que puedas caminar, masticar chicle y tener una conversación, todo a la vez. Puedo escribir este libro concentrándome en lo que quiero comunicarte, sin tener que pensar ni una vez en la mecánica de usar un teclado, ni en la de escribir letras o deletrear palabras.

Nuestros cerebros tienen una capacidad ilimitada para crear recuerdos motrices. Tu cerebro puede aprender a hacer casi cualquier actividad, lo cual es algo increíble. Así como puedes aprender las tablas de multiplicar o un idioma extranjero, tu cerebro puede aprender a bailar tango, tejer, hacer una espiral perfecta, pararte de manos, andar en monociclo, volar un avión, surfear, esquiar y enviar mensajes de texto con los pulgares. Incluso aunque no te acerques al nivel olímpico en la ejecución de estos recuerdos motrices, aun así puedes aprenderlos. Todos estos procedimientos pueden convertirse en habilidades automatizadas realizadas por músculos activados por recuerdos inconscientes creados a través de la repetición. Con suficiente entrenamiento puedes alterar la conectividad neuronal en tu corteza motora para que lo que antes parecía incomprensiblemente extraño e imposible de hacer, ahora sea tan fácil como andar en bicicleta.

5

LA WIKIPEDIA DE TU CEREBRO

Vivo en Massachusetts.
Necesitas un hipocampo para crear recuerdos nuevos que puedas recuperar de manera consciente.
Tengo tres hijos.
La velocidad de la luz es de aproximadamente 299 700 kilómetros por segundo.
H_2O es la fórmula química del agua.
París es la capital de Francia.
Soy una escritora.
En todo el mundo, casi cincuenta millones de personas padecen Alzheimer.

La información a la que se presta atención se salva de la condena a desaparecer de la memoria de trabajo porque se percibió su importancia y, una vez que es consolidada por el hipocampo, puede convertirse en recuerdos almacenados a largo plazo. Estos recuerdos guardados conscientemente almacenan las cosas que sabes y los sucesos. Lo que sabes, la llamada «memoria semántica», es la memoria del conocimiento que has aprendido, los hechos que sabes sobre tu vida y sobre el mundo: la Wikipedia de tu cerebro. Y puedes recuperar esta información aunque no recuerdes los detalles de cómo la aprendiste. La memoria semántica es un conocimiento desconectado de cualquier cuándo y dónde personal. Son datos independientes de cualquier experiencia de vida específica.

Los recuerdos de los sucesos, de la información adjunta a un dónde y un cuándo se denominan «*episódicos*». Estos recuerdos episódicos son las cosas que *recuerdas*. «Recuerdo cuando fuimos a Budapest». Los recuerdos semánticos, por otro lado, se sienten más como información que simplemente conoces. «Budapest es la capital de Hungría». Los recuerdos episódicos son personales y siempre son sobre el pasado. Los recuerdos semánticos se tratan de información y son atemporales. Hechos puros.

Por ejemplo, sé que la velocidad de la luz es de aproximadamente 299 700 kilómetros por segundo. Obtuve esa información de la memoria semántica. Si pudiera recordar las circunstancias específicas en las que aprendí esa información (no puedo), entonces eso sería un recuerdo episódico.

Del mismo modo, sabes que George Washington fue el primer presidente de Estados Unidos, pero no recuerdas su periodo presidencial porque aún no habías nacido. Y probablemente no recuerdes el momento en que aprendiste este hecho, porque lo aprendiste de niño en la escuela, y ese recuerdo episódico se ha desvanecido con el tiempo. Olvidaste el dónde y el cuándo, y solo recuerdas lo que aprendiste. «George Washington fue el primer presidente de Estados Unidos» es un recuerdo semántico.

La memoria semántica no es solo para presidentes, capitales, fórmulas matemáticas y cualquier otro dato que hayas aprendido en la escuela. Esta memoria también alberga todos tus datos personales. Nací el 22 de noviembre. No recuerdo haber nacido, pero sé que el 22 de noviembre es mi cumpleaños. Toda la información biográfica que anotas en los formularios de registro (nombre, dirección, número de teléfono, fecha de nacimiento, estado civil, etc.) se recupera de tu memoria semántica.

Ya que cada pieza de información en nuestra cabeza es un recuerdo semántico, si queremos saber mucha información, debemos ser muy buenos para crearlos y recuperarlos. ¿Y cómo hacemos esto? La creación de un recuerdo semántico duradero generalmente requiere estudio y práctica, a menudo con el objetivo de retener la información. La memorización requiere repetición y esfuerzo. Pero ciertos tipos de repetición y esfuerzo son más efectivos que otros.

Algunas veces la vida nos otorga de manera natural la repetición que necesitamos para memorizar información. Así es como los bebés y los niños aprenden el idioma. No es de sorprender que las primeras palabras que pronuncia un bebé suelan ser *mamá, papá, bebé* y *más*. Además de que son las más fáciles de pronunciar, los padres las repiten constantemente.

Los baristas de Starbucks que veo a diario por mi hábito de beber té chai comienzan a preparar mi bebida en cuanto me ven acercarme al mostrador. No tengo que decir ni una palabra. Y no es una orden simple la que han tenido que memorizar: venti, caliente, dos *shots* de té chai latte, leche de coco, sin agua, sin espuma (me da vergüenza admitirlo, pero sí, soy esa clase de persona). Cuando les pregunté recientemente cuántos pedidos de bebidas han memorizado, estimaron que alrededor de 50. Si bien cada barista puede tener diferentes estrategias para asociar a ciertas personas con ciertas bebidas, el común denominador para crear estos recuerdos semánticos es la repetición. Estos baristas se saben de memoria los pedidos de sus clientes habituales porque asistimos todos los días, lo que les da a sus cerebros la repetición necesaria para memorizar lo que bebemos.

¿Qué pasa si no puedes esperar a que la experiencia de vida habitual y repetida grabe gradualmente nuevos recuerdos semánticos en tu cerebro? Todos hemos tenido la experiencia de estudiar para un examen o una presentación. ¿Qué pasa si te tienes que aprender los 12 nervios craneales, los detalles de la Batalla de Midway o cada línea del soliloquio de «Mañana y mañana y mañana» de Macbeth para un examen la próxima semana? ¿Qué es mejor para la retención a largo plazo: estudiar el material la noche anterior o estudiarlo de manera espaciada durante los siete días antes del examen?

Si bien es la misma cantidad total de horas de estudio, la práctica distribuida supera a la acumulación. Se le conoce como «efecto de memoria espaciada»; ensayar la información que se quiere recordar de manera espaciada a lo largo de cierto periodo le da a tu hipocampo más tiempo para consolidar completamente lo que estás aprendiendo. También te brinda una mejor oportunidad para autoevaluarte, lo que, como verás en breve, fortalece de manera drástica el circuito de esta memoria.

Entonces, si puedes evitarlo, no pases la noche en vela antes de un examen. Tal vez logres obtener una buena calificación regurgitando el contenido de tu hipocampo lleno por la mañana, pero es muy poco probable que recuerdes dicha información la próxima semana o el próximo año. Espacia lo que estés tratando de aprender; así recordarás más y olvidarás menos.

Probablemente ya sabías que la exposición repetida a la información te ayuda a retenerla. Repetiste 8 × 3 = 24 una y otra vez cuando estabas en primaria, forzando a los números a entrar en tu cabeza hasta que finalmente los memorizaste. Pero hay mejores métodos que forzar la información a entrar en tu cerebro para aprenderla.

Como ya sabes, la memoria implica tanto consolidar la información en tu cerebro como recuperarla. Aprender y recordar. Para aprender mejor nueva información, además de exponer tu cerebro repetidamente a la información que deseas adquirir, requieres *recuperarla* de la misma manera.

Me refiero a evaluarte a ti mismo. Así que no es solo 8 × 3 = 24 una y otra vez. También es «¿Cuánto es 8 × 3?» una y otra vez. Cuando te pones a prueba a ti mismo y obtienes la respuesta correcta, estás recuperando la información que lograste aprender y, a través del acto de recordarla, estás reactivando las vías neuronales de ese recuerdo, reforzándolas, fortaleciendo el recuerdo. Si te limitas a releer lo que estás tratando de aprender, estás viendo y percibiendo pasivamente la información una y otra vez, pero nunca la recuperas, el resultado de esto es que no vas a obtener los beneficios que te da la recuperación para mejorar la memoria. Las pruebas repetidas funcionan mejor que el estudio repetido.

Del mismo modo, si te presentan a una mujer llamada Kathy, puedes repetir su nombre mientras le das la mano. «Encantado de conocerte, Kathy». De esta manera escuchas su nombre dos veces. Repetir el nombre es útil, pero autoevaluarse es aún más útil. Si más tarde te preguntas: «¿Cómo dijo que se llamaba esa mujer que conocí hace rato?» y logras pensar en el nombre de Kathy, aumentará la probabilidad de que recuerdes su nombre la próxima vez que la veas.

Aquí hay un experimento que ilustra muy bien este punto. Unos sujetos de estudio tenían la tarea de aprender suajili, un idioma con el que ninguno de ellos tenía experiencia previa. A todos se les dieron 40 pares de palabras en inglés con su equivalente en suajili para que se las aprendieran.

A los sujetos del grupo 1 se les mostraron los pares de palabras *y* se les pidió que se evaluaran a sí mismos un número determinado de veces, para lo cual se usó una especie de fichas con una cara con la palabra en inglés y la otra en suajili.

Veían la palabra en inglés y luego trataban de decirla en suajili antes de mirar el reverso de la tarjeta.

Los sujetos del grupo 2 dejaron de estudiar las palabras en suajili que memorizaron, y continuaron leyendo los pares de palabras que aún no habían aprendido de memoria. Estas personas continuaron estudiando lo que aún no habían memorizado sin autoevaluarse.

A los sujetos del grupo 3 se les mostraron los pares de palabras la misma cantidad de veces que a los del grupo 1, pero no se autoevaluaron. Y los participantes del grupo 4, como los del grupo 2, dejaron de estudiar las palabras en suajili una vez que se las aprendieron. Pero las personas del grupo 4 también se evaluaron a sí mismas con las palabras que tenían problemas para aprender en lugar de simplemente volver a leerlas.

Una semana más tarde, los cuatro grupos fueron evaluados para determinar cuánto podían recordar. Los participantes de los grupos 1 y 4 (los que usaron la autoevaluación para aprender) recordaron 80 por ciento de las palabras en suajili, mientras que los de los grupos 2 y 3 (las personas que no se autoevaluaron) recordaron solo alrededor de 35 por ciento. ¡La autoevaluación prácticamente duplicó lo que recordaban!

¿Qué más necesitamos para recordar información? El significado importa cuando se trata de crear y recordar cualquier tipo de recuerdo. Quiero hacer mucho énfasis en esto, y aquí hay un buen ejemplo. A un grupo de taxistas experimentados de Helsinki, y a otro de taxistas novatos, se le pidió que recordaran una lista de calles. Cuando estas se enumeraron en un orden continuo en el que realmente se podía conducir, los taxistas veteranos recordaron 87 por ciento de las calles cuando se les sometió a la prueba, en tanto que los novatos solo recordaron 45 por ciento.

Estos resultados tienen mucho sentido. Los taxistas experimentados han acumulado más conocimiento por sus años de trabajo, tienen más recuerdos semánticos de las calles de la ciudad y saben moverse por ellas mejor que los novatos.

Pero, cuando a los veteranos y novatos se les dio la misma lista de nombres de calles en orden aleatorio, de modo que la primera calle de la lista no conectara con la siguiente, y así sucesivamente, entonces no hubo diferencia entre los conductores experimentados y los novatos en términos de cuántas calles podían recordar. En este caso, con los nombres de las calles despojados de su significado, se perdió la ventaja de recuperación de los veteranos, que se basaba en las rutas significativas entre las calles.

Aquí hay otro ejemplo. A unos jugadores de ajedrez se les pidió que miraran durante solo cinco segundos un tablero de ajedrez con 26 a 32 piezas colocadas en posiciones de juego realistas. Luego se les dio un tablero vacío y se les pidió que reprodujeran lo que habían visto anteriormente. ¿Qué tan buenos fueron sus recuerdos? Los ajedrecistas que eran maestros y grandes maestros pudieron colocar un promedio de 16 piezas correctamente sobre el tablero. Los novatos solo lograron colocar tres piezas. No es de sorprender.

Pero aquí es donde se pone interesante. Si las 26 a 32 piezas estaban dispuestas en el tablero al azar, sin ningún significado jugable en relación con un juego real, entonces los maestros perdían la ventaja de su memoria y recordaban las posiciones de las piezas tan mal como los novatos. En lugar de recordar la posición de 16 piezas, solo recordaron un promedio de tres. Fue el significado de las piezas y sus posiciones lo que les dio a los maestros sus superpoderes de memoria. Sus memorias no son superiores en todos los ámbitos, tienen mejores recuerdos de lo que es significativo para ellos.

A tu cerebro no le interesa saber datos aburridos o intrascendentes. Si quieres saber más, haz que la información sea significativa para ti. Así es como funciona la mnemotecnia. Si tocas el piano, probablemente hayas memorizado las notas en la línea de la clave de sol usando mnemotecnia. «Dame regalos maravillosos y fantásticos» o algo similar (do, re, mi, fa…). Esa oración es más fácil de aprender y retener que el orden alfabético de las notas en las líneas y espacios, porque las oraciones tienen significado. Para memorizar los 12 nervios craneales primero memoricé una rima pegadiza: «*On old Olympus's towering top, a Finn and German viewed some hops*» (En la cima del viejo Olimpo, un finlandés y un alemán vieron algunos lúpulos). Y luego, las primeras letras me sirvieron como pistas para recordar los nervios craneales en orden: olfativo, óptico, oculomotor, troclear, etc. La oración tiene significado, y eso es más fácil de recordar que la lista de nervios sin alguna pista asociada.

Hay muchas técnicas que van más allá de la mnemotecnia para mejorar la memoria semántica, pero las más poderosas aprovechan al menos uno de los dos mayores talentos del cerebro: las imágenes visuales y recordar dónde se ubican los objetos en el espacio. Tu cerebro puede conjurar muy fácilmente la imagen visual de casi cualquier cosa que le pidas. Por ejemplo, imagina a Oprah Winfrey disfrazada de conejo de Pascua, masticando una zanahoria gigante. ¿Puedes verla? Por supuesto que sí. Ahora ponla en algún lugar. Está sentada en la encimera de tu cocina. ¿Puedes verla ahí? Fácil, ¿verdad? ¿Y adivina qué más? Lo que acabas de hacer... es muy memorable.

Pero ¿de qué te sirve la imagen de Oprah vestida como el conejo de Pascua sentada en el mostrador de la cocina? Por sí misma, de nada. Pero si asocias estas imágenes visuales y espaciales con algo que estés tratando de memorizar, entonces tendrás una conexión neuronal increíblemente poderosa y una pista para recordar la información que deseas memorizar.

¿Recuerdas a Akira Haraguchi, el ingeniero retirado de Japón que memorizó 111 700 dígitos de pi? ¿Cómo rayos lo hizo? Él, y otros atletas de la memoria, utilizan técnicas que fragmentan enormes cadenas de números sin sentido y las transforman en imágenes visuales. Haraguchi traduce números en sílabas, y luego esas sílabas se convierten en palabras que construyen historias elaboradas y significativas que él puede imaginar... y recuerda con mucha, mucha práctica diaria.

El campeón de la memoria Joshua Foer, autor de *Los desafíos de la memoria (Moonwalking with Einstein)*, probó otra técnica para memorizar información. Primero memorizaba a una *persona* que realizaba algún tipo de *acción* en un *objeto* por cada número de dos dígitos del 00 al 99, para luego dividir seis dígitos en una escena única en la que una persona en específico estuviera haciendo algo en particular. Entonces, si el número 10 era Einstein montando un burro, el 57 era Abby Wambach pateando una pelota de futbol y el 99 era Jennifer Aniston comiendo un *bagel*, entonces el número 105 799 se convierte en Einstein pateando un *bagel*. Cuanto más sorprendentes, repugnantes, extrañas, feas, activas o incluso imposibles sean las imágenes, más memorables resultarán.

Pero tendrías que memorizar mucho antes de poder usar estas técnicas (y otras similares) para recordar las cosas que te interesa recordar. Si la idea de hacer este tipo de trabajo mental te parece agotadora, te entiendo. Yo no tengo ni la dedicación ni el tiempo para hacerlo. Y, a menos que estés lo suficientemente motivado como para convertirte en un atleta de la memoria de élite, o que el sueño de tu vida sea memorizar 111 700 dígitos de pi, sospecho que tú tampoco. La mayoría nunca querremos ni necesitaremos memorizar ese tipo o esa cantidad de información. Pero a muchos nos gustaría ser mejores para memorizar las 10 cosas en nuestra lista de pendientes, nuestra contraseña de wifi o los seis artículos que necesitamos comprar en la tienda.

Una técnica menos desalentadora y más práctica para memorizar los tipos más modestos de listas que realmente podrías llegar a usar se conoce como el «método de loci o palacio de la memoria». La capacidad de recordar dónde se encuentran los alimentos, dónde esconderse y cómo volver a casa probablemente fue esencial para la supervivencia humana temprana. Tanto si eres un niño como si tienes 80 años, un pésimo estudiante o un astrofísico, tu cerebro ha evolucionado para poder visualizar y recordar dónde están los objetos.

Con el método del palacio de la memoria aprovechas tus superpoderes innatos de imágenes visuales y espaciales para asociar los elementos que deseas memorizar con ubicaciones físicas. No es necesario que estas ubicaciones estén en un palacio, pero deben estar en un lugar que ya conozcas.

Si tu hogar es tu palacio, visualiza seis ubicaciones o paradas técnicas a medida que entras y recorres tu casa. Mi ruta es así: mi buzón, mi puerta principal, el banco del recibidor, el mostrador de la cocina, el horno, el fregadero. Independientemente de las ubicaciones a lo largo de la ruta que elijas, asegúrate de que estén en el orden que seguirías naturalmente o de que puedas memorizarlas con facilidad.

Digamos ahora que tengo una lista de compras y no tengo teléfono, ni papel, ni lápiz a la mano. Sin ayudas externas, debo recordar comprar estos seis artículos: huevos, plátanos, aguacates, pan, pasta de dientes y papel higiénico. En mi mente, coloco los huevos en mi buzón, los plátanos en la puerta de mi casa, los aguacates en el banco del vestíbulo, el pan en las manos de Oprah, que está sentada en el mostrador de la cocina (recuerden, la pusimos allí antes), la pasta de dientes en el horno y el papel higiénico en el fregadero de la cocina. De esta manera, cuando más tarde esté en la tienda, recorreré el paisaje mental de mi palacio de la memoria, me imaginaré que estoy llegando a mi casa y que voy visitando los lugares en los que, en mi mente, puse los artículos que debo comprar. Así, cuando abra el buzón «veré» que allí están los huevos, cuando suba el escalón de la entrada, veré los plátanos, y así sucesivamente.

Si no creo una lista externa o uso esta técnica, es probable que olvide comprar el pan. Si no los relaciono o hago alguna asociación con una imagen o lugar, estos artículos de abarrotes que flotan, cada uno de manera independiente, no entrarán en mi cerebro de una manera rica y profundamente codificada y, como resultado, serán más difíciles de recordar. El método del palacio de la memoria proporciona una codificación elaborada, asociaciones a imágenes visuales y ubicaciones que le encantan a tu cerebro evolucionado y que puede usar como anzuelos para pescar todos los artículos en tu lista… y hasta en orden, si quieres presumir. Ahora, si tan solo pudieras recordar ir a la tienda…

El uso regular de estas herramientas (repetición, aprendizaje espaciado, autoevaluación, significado e imágenes visuales y espaciales) sin duda fortalecerá tu memoria semántica. Podrás recordar más información. Y saber más cosas es universalmente considerado un rasgo envidiable. Las personas que saben más son personas inteligentes. Sin embargo, recordar implica más que almacenar y recuperar información. Aunque recordar mucha información puede ayudarte a obtener un puntaje alto en tus exámenes de admisión y posiblemente incluso a obtener un lugar como concursante en *Jeopardy!*, la integración de la información que conoces con las experiencias de vida que recuerdas es lo que te hace sabio. Además de las cosas que sabes, están las cosas que te han sucedido.

6

QUÉ TE HA SUCEDIDO

- Recuerdo una vez que anduve en trineo por el medio de Trapelo Road después de la tormenta de nieve de 1978.
- Recuerdo el momento en que cargué a mi hija mayor por primera vez.
- Recuerdo cuando vi a Coldplay en concierto con mi amiga Ashleigh.
- Recuerdo la noche de entrega de los Premios Óscar, cuando Matthew McConaughey dijo: «Julianne Moore, por *Still Alice*».
- Recuerdo la noche en que conocí a Joe.

La memoria episódica, es decir, los recuerdos de lo que ha acontecido en tu vida, es tu historia recordada por ti. Es la memoria atada a un lugar y tiempo, los recuerdos del dónde y cuándo de las experiencias de tu vida. La memoria episódica es viajar en el tiempo a tu pasado. «Recuerdo cuando...».

Algunas experiencias se quedan contigo y duran toda la vida, mientras que otras, aquellas que no son nada memorables, desaparecen al día siguiente. ¿Cómo podemos tener recuerdos tan elaboradamente detallados, fuertes y fáciles de recuperar de algunos eventos de nuestra vida y de otros no recordar nada en absoluto? ¿Qué determina qué experiencias se recuerdan y cuáles van al basurero? ¿Por qué simplemente no recordamos todo lo que sucede?

Empecemos con lo que *no* recuerdas:

- Lo que cenaste el jueves de hace cinco semanas.
- Los detalles del miércoles de hace tres meses cuando llevaste a tus hijos a la escuela.
- Lo que viste en tu trayecto al trabajo el martes pasado.
- Los días en que lavaste la ropa en abril.
- La ducha que tomaste el viernes por la mañana.

¿Te das cuenta de lo que tienen en común todas estas experiencias de vida olvidadas? Son rutinarias. Hacemos estas actividades todo el tiempo. Estos momentos nada memorables son los eventos intrascendentes y habituales de nuestra vida diaria. Si bien las comidas, la higiene personal, los mandados y los desplazamientos ocupan gran parte de nuestras horas de vigilia, ocupan muy poca memoria a largo plazo. La memoria episódica no está interesada en lo mismo de siempre. No nos aferramos a lo que es ordinario, típico o esperado. Estas experiencias no sobreviven más allá del momento presente.

Tengo 50 años. He comido más de 18 000 cenas en toda mi vida. ¿Cuántas de estas creen que recuerdo? Muy pocas.

¿Espagueti otra vez? Aburrido. Olvidado.

Entonces, ¿qué es lo que *sí* recordamos? Si bien nuestros cerebros son muy malos para recordar lo que es aburrido y familiar, son excelentes para recordar lo que es significativo, lo que es emocional y lo que nos sorprende. Si piensas en las cenas que recuerdas, rápidamente te darás cuenta de que todas son especiales de alguna manera. De lo contrario, se desvanecen en el olvido.

Por ejemplo, ¿puedes decirme qué cenaste el jueves 28 de noviembre de 2019? Probablemente no, a menos que te recuerde que este día fue Acción de Gracias (si es que lo celebras). Ahora, debido a que este fue un día festivo y no un jueves cualquiera, sino un jueves especial, es posible que puedas decirme todo lo que cenaste el 28 de noviembre de 2019. Por ejemplo, yo comí dos panecillos de nuez, ravioles (somos italianos y requerimos pasta en cada comida), pavo y un bollo de crema.

Probablemente, también puedas decirme quién estaba contigo. Tal vez lo que traías puesto. Los equipos de futbol que jugaron esa tarde y quién ganó, tal vez hasta el marcador. El clima. Que hablaste de política con tu tío. Que volviste a ver *Mi pobre angelito (Home Alone)*. Cómo te sentiste al respecto. Debido a que ese día tuvo un significado especial, tu memoria de lo que sucedió es recuperable y rica en detalles.

Pero luego, si te pregunto qué cenaste el 30 de noviembre de 2019, un recuerdo más reciente y solo dos noches después del Día de Acción de Gracias, probablemente te quedes en blanco. Yo no recuerdo qué comí, ni con quién comí, qué ropa vestí, el clima o cómo me sentí el 30 de noviembre. Probablemente fue un día aburrido. No recordamos el aburrimiento. A menos que la cena tuviera un significado especial, a menos que sucediera algo sorprendente o emotivo durante la comida, o a menos que volviera a visitar la experiencia de ese día pensando en ella y hablando de ella con regularidad, es probable que la olvide.

Parte de la razón por la que no recordaré la experiencia de cepillarme los dientes esta mañana tiene que ver con que estoy habituada a hacerlo: aprendemos a ignorar lo que nos es familiar e intrascendente. Y no podemos recordar lo que ignoramos. Recordar requiere que prestemos atención en aquello que queremos guardar en la memoria a largo plazo.

Por ejemplo, supongamos que tu esposo llega a casa en su automóvil plateado todas las tardes a las seis en punto, que hace esto cinco veces a la semana, y que esto se repite semana tras semana. Todas las tardes a las seis lo ves estacionarse a través de la ventana de la cocina; sin embargo, probablemente, no tengas un recuerdo claro de ningún regreso a casa en particular, porque todos son muy parecidos.

Ahora imaginemos que esta tarde llega a las cinco en punto, en un auto rojo, vestido de mujer y con George Clooney en el asiento del pasajero. ¡Guau! ¡Eso nunca había sucedido antes! Es un evento de lo más asombroso. El factor sorpresa por sí solo es suficiente para que esta velada en particular sea memorable para toda la vida, pero probablemente también les vas a contar lo sucedido a todos tus conocidos; relatarás la historia una y otra vez. «¡No me lo vas a creer, pero ayer en la tarde, mi esposo…!». Y cada vez que lo vuelvas a contar, vas a reactivar el recuerdo, y al hacerlo vas a reforzar las vías neuronales que codifican los detalles de lo que experimentaste, lo cual va a dar como resultado que este se fortalezca.

Pero si tu esposo continúa llegando a casa todas las tardes a las cinco, en el auto rojo y vestido de mujer, y con su amigo George Clooney, bueno, hasta George se convertiría en una noticia vieja (lo sé, es difícil de imaginar). Continuarás recordando esa primera vez, pero después de que ocurra 10, 42 o 112 veces, ya no recordarás los detalles porque te habrás acostumbrado a este suceso. Para entonces se habrá convertido en algo tan rutinario como cenar espagueti, tomar el café de la mañana o cepillarse los dientes. En fin, en lo normal, y como esto no tiene ninguna importancia, lo olvidarás fácilmente.

Los eventos de la vida que tendemos a recordar a largo plazo son los que están llenos de emoción: triunfos, fracasos, enamoramientos, humillaciones, bodas, divorcios, nacimientos, muertes. Muchos estudios han demostrado que los recuerdos episódicos de experiencias emocionales se recuerdan mejor que las experiencias neutrales. En general, cuanto más emotivo es el evento, más vívido y elaboradamente detallado es el recuerdo.

La emoción y la sorpresa activan una parte de tu cerebro llamada amígdala, la cual, cuando es estimulada por algo, envía a tu hipocampo señales poderosas que básicamente le dicen esto: «Oye, está pasando algo que es muy importante. Vas a querer recordarlo. ¡Consolídalo!». Entonces, tu cerebro captura y une los detalles contextuales que rodean la experiencia que estás viviendo: dónde estabas, con quién estabas, cuándo sucedió, cómo te sentiste al respecto, etc. La emoción y la sorpresa actúan como una gran banda de música que desfila por tu cerebro, y que despierta a tu circuito neuronal para que registre lo que está sucediendo. Los eventos rutinarios nunca son emotivos ni sorprendentes.

Y como esas experiencias que provocan una reacción emocional en ti probablemente también te importen, tiendes a volver a visitarlas. Recuerdas esas historias significativas impulsadas por emociones y las vuelves a contar, lo cual da como resultado que esos recuerdos se fortalezcan.

Si experimentas algo muy inesperado y excepcionalmente emotivo, puedes crear lo que se conoce como una memoria flash o de destello. ¿Dónde estabas...?

- Cuando asesinaron a John F. Kennedy.
- Cuando explotó el transbordador espacial *Challenger*.
- Cuando dieron el veredicto en el caso de O. J. Simpson.
- Cuando murió la princesa Diana.
- El 11 de septiembre de 2001.
- Cuando Trump fue electo presidente.

Los recuerdos flash no son fotográficos como sugiere su nombre, pero contienen una gran cantidad de detalles vívidos para la información episódica: dónde estabas, con quién estabas, la fecha, qué vestías, qué dijiste tú y qué dijeron los demás, cómo estaba el clima ese día, cómo te sentiste… mucho más de lo que recuerdas sobre el día anterior a ese evento o incluso lo que sucedió la semana pasada. Por ejemplo, puedo recordar demasiados momentos con detalles dolorosos de la mañana del 11 de septiembre de 2001, pero no puedo contarte nada sobre la mañana del día anterior o del día siguiente.

Las memorias de destello son recuerdos episódicos de experiencias que fueron impactantes y muy significativas para ti, y que evocaron grandes emociones: miedo, rabia, dolor, alegría, amor. Estas experiencias asombrosamente inesperadas, de importancia personal y cargadas de emociones se convierten en recuerdos que se resisten a desvanecerse y son fáciles de recordar pasados los años.

Estas memorias no tienen que ser de eventos públicos. Pueden ser personales, como un accidente automovilístico o la muerte de un pariente cercano. Y no tienen que ser negativos o catastróficos, ejemplos de esto pueden ser el día que tu cónyuge te propuso matrimonio o, si eres de Boston, cuando los Medias Rojas ganaron la Serie Mundial de 2004.

Pero si tienes una memoria de destello sobre un evento público, es porque sientes una conexión personal con él. Tanto el veredicto del juicio de O. J. Simpson como la muerte de Lady Di pueden haber sido impactantes para ti, pero si tienes recuerdos detallados de estos eventos, si los ves en Technicolor a pesar de todos los años que han pasado, entonces es que de alguna manera también son personales para ti. Tal vez estuviste pegado a la televisión durante semanas, viendo el juicio de O. J. Simpson y estabas muy interesado en el veredicto. Tal vez viste a Lady Di casarse con el príncipe Carlos años atrás y la adoraste desde aquel momento y desde el otro lado del charco.

Cuando escucho en las noticias sobre un bombardeo en Inglaterra, si lo recuerdo más tarde, podría decirle a un amigo: «¿Te enteraste del bombardeo en Inglaterra?». Estoy recordando y compartiendo hechos, pero debido a que vivo lejos de Inglaterra y no puedo sentir el impacto emocional de cada atentado global, es muy probable que mi recuerdo de que me enteré de esta noticia no resista la prueba del tiempo.

Pero debido a que Boston es mi ciudad natal y he estado en la línea de meta de un maratón muchas veces, tengo un claro recuerdo del atentado con una bomba en el maratón de Boston. Recuerdo con gran detalle dónde estaba, con quién estaba y cómo me sentía ese lunes de abril de 2013. Fue algo impactante. Evocaba miedo y dolor, y se sentía personal. Sospecho que los corredores de todo el mundo, incluso los que no tienen una conexión personal con Boston, también tienen un recuerdo específico de este evento. Pero si eres de Kansas o Argentina, y si no eres corredor, quizá sepas que en años recientes hubo un atentado en el maratón de Boston (un recuerdo semántico), pero probablemente no recuerdes lo que estaba ocurriendo en tu vida el día que escuchaste la noticia.

Tus recuerdos episódicos más significativos entrelazados crean la historia de tu vida y se denominan colectivamente «memoria autobiográfica». Este es tu carrete de momentos destacados: tu primer beso, el día que anotaste el gol de la victoria y ganaron el campeonato, el día que te graduaste de la universidad, el día de tu boda, el día que te mudaste a tu primera casa, el momento en que obtuviste ese gran ascenso, los nacimientos de tus hijos. Aunque no todos los momentos significativos que guardas dentro de los capítulos de tu memoria autobiográfica son necesariamente cuentos de hadas, arcoíris y unicornios. Tus recuerdos dependen del tipo de historia de vida que estés creando. Tendemos a guardar los recuerdos que alimentan nuestra identidad y perspectiva.

De todas las personas que conozco, la que tiene la actitud más positiva es mi amiga Pat. Apuesto a que su memoria autobiográfica está llena de risas, aprecio y asombro. Por otro lado, mi tía abuela Aggie era una quejumbrosa crónica. La historia de su vida, es decir, los recuerdos significativos que retuvo de lo que sucedió a lo largo de esta, siempre fueron de aflicción (cuando era pequeña, en verdad pensaba que la tía se llamaba Agonía). Del mismo modo, si te consideras inteligente, es más probable que recuerdes los detalles de las ocasiones en que hiciste algo inteligente y que olvides las ocasiones en que cometiste errores tontos. Y al continuar recordando y recordando las historias que ilustran lo brillante que eres, refuerzas la estabilidad de esos recuerdos y de quien crees ser.

Aparte de los detalles emocionalmente neutrales y los del todo anodinos de nuestras rutinas diarias, y cualquier cosa a la que no le damos importancia porque no concuerda con la historia de quiénes somos, ¿qué más no recordamos? En cuanto a lo sucedido en nuestras vidas, no recordamos casi nada antes de los 3 años y muy poco antes de los 6. Nuestros recuerdos episódicos más tempranos son historias extremadamente breves, fotos instantáneas sensoriales que no tienen ninguna conexión con la narrativa cohesiva estelarizada por ti como el protagonista de tu vida. La edad promedio para un primer recuerdo episódico que puedes recordar como adulto es de 3 años. Los recuerdos de antes de esta edad son excepciones, y por lo general involucran el nacimiento de un hermano, la muerte o enfermedad grave de uno de tus padres, la mudanza a una casa nueva, un evento que fue muy inesperado o un recuerdo semántico basado en historias sobre ti que has escuchado a otras personas contar repetidamente.

La densa niebla de la amnesia infantil se disipa alrededor de los 6 o 7 años. Desde ese momento tus recuerdos quedan unidos a tu historia personal. A partir de esta edad empiezas a ver los recuerdos de tu vida como si vieras los primeros episodios de la primera temporada en la serie de Netflix, mientras que las cosas que recuerdas de antes de los 4 años se ven más como un momento aleatorio de un episodio a mitad de temporada de algún otro programa.

¿Por qué conservamos tan pocos recuerdos de lo que sucedió cuando éramos pequeños? El desarrollo del lenguaje en nuestro cerebro está relacionado con nuestra capacidad para consolidar, almacenar y recuperar recuerdos episódicos. Necesitamos las estructuras anatómicas y los circuitos del lenguaje para contar la historia de lo que nos ha sucedido, para organizar los detalles de nuestras experiencias en una narración coherente que luego se pueda revisar y compartir. Entonces, como adultos, para tener acceso a los recuerdos de las cosas que nos suceden, necesitamos tener las habilidades lingüísticas para describirlos.

Aparte de los recuerdos de destello, ¿qué otros recuerdos autobiográficos recordamos mejor? Podemos recordar bastante bien lo que ha sucedido en los últimos dos años gracias a lo que se conoce como el «efecto reciente». No tenemos que quitar demasiadas telarañas o excavar demasiado en el ático para encontrar estos recuerdos creados recientemente, por lo que son fáciles de recuperar.

Pero es probable que la mayoría de los recuerdos episódicos de nuestra vida se agrupen entre los 15 y los 30 años. Estos episodios, conocidos como el «aumento de la reminiscencia», son los que más recordamos en la vida. Pero ¿por qué? Realmente no lo sabemos, la mayoría de los científicos creen que se debe a que en esos años se acumulan muchas primicias significativas: beso, amor, automóvil, universidad, sexo, trabajo, casa, matrimonio, hijos. Durante estos años comenzamos a llenar la narrativa de nuestra vida con propósito y significado. Y, como ya hemos dicho, nuestros cerebros recuerdan lo que es significativo.

Por lo tanto, necesitamos emoción, sorpresa o significado para crear y conservar nuestros recuerdos episódicos. Sin embargo, existen algunas personas en el mundo que no requieren ninguno de estos elementos para recordar las cosas que les han ocurrido. Las personas con una memoria autobiográfica muy superior (HSAM, por sus siglas en inglés) pueden recordar los detalles de las cosas que les han sucedido casi todos los días de sus vidas, desde la infancia tardía en adelante. No importa si se trata del 11 de septiembre de 2001 o un lunes cualquiera de 1986. Estas personas con HSAM (se ha identificado que en todo el mundo hay menos de 100 personas con esta condición) recuerdan los sucesos de todos los días, sin importar si se trató de un día extraordinario o uno común. A las personas con HSAM todo lo que les pasa cada día les deja un recuerdo de destello o como el de su primer beso, incluso si no ocurre nada emocionante, significativo o perturbador.

Si a una persona con HSAM le das una fecha, siempre que esta se encuentre dentro del curso de su vida, y por lo general después de los 10 años, él o ella podrá decirte en cuestión de segundos qué día de la semana era, cómo estaba el clima ese día, qué hizo y con quién, qué le sucedió, qué ocurrió en el mundo y cómo se sintió al respecto. Esta hazaña aparentemente mágica no se logra a través del conteo del calendario, la mnemotecnia o practicando algún truco especial. Y estas personas no son sabios autistas con memorias superiores para los hechos y la información. Las personas con HSAM tienen recuerdos normales de rostros, números telefónicos y pendientes por recordar, por ejemplo llamar al plomero y encontrar sus llaves. Pero cuando se trata de recordar sucesos pasados, la gente con HSAM tiene superpoderes que aún nadie ha podido explicar.

Por ejemplo, piensa en estas cuatro fechas:

- 20 de julio de 1977
- 3 de octubre de 1988
- 15 de junio de 1992
- 14 de septiembre de 2018

¿Puedes responder a cada una de estas preguntas para las cuatro fechas?

- ¿En qué día de la semana sucedió?
- ¿Puedes mencionar un evento noticioso verificable que haya acontecido en esa fecha o un mes antes o después de esa fecha?
- ¿Qué ocurrió en tu vida en ese día?

Si eres como yo, no recordarás mucho. El 3 de octubre de 1988 era una estudiante de primer año en la universidad, pero no tengo ningún recuerdo específico de esa fecha, ni idea de qué día de la semana era, tampoco de qué estaba sucediendo en el mundo. Lo mismo para las demás fechas. Sé dónde vivía y qué hacía en general en ese momento, pero no puedo recuperar ningún recuerdo real de esas fechas específicas.

Cuando se les aplicó este cuestionario, 97 por ciento de las personas con HSAM acertó el día de la semana, 87 por ciento pudo mencionar un evento verificable y 71 por ciento recuperó un recuerdo episódico. Comparemos estos resultados con los de nosotros, los *muggles*: 14 por ciento nombró el día correcto de la semana (dado que las probabilidades de acertar si adivinas son de una en siete, este porcentaje se debe al azar), 1.5 por ciento recordó un evento verificable, y 8.5 por ciento recordó un evento episódico. Terrible desempeño.

¿Cómo hacen las personas con HSAM para recuperar sin esfuerzo y con precisión los detalles y el día de la semana para casi cualquier fecha en su vida (generalmente después de los 10 años)?

«Es fácil para mí recordar todos los días de 1988», dice Marilu Henner, una actriz de televisión, cine y teatro en Broadway, más conocida por su papel como Elaine O'Connor Nardo en la comedia *Taxi*, y una de las pocas personas en el planeta con HSAM. «Es como si me pidieras una dirección o un número de teléfono».

Cuando le pregunté si recordaba algo de estas fechas, respondió de inmediato.

«20 de julio de 1977. Eso fue un miércoles. Estaba filmando *Bloodbrothers* con Richard Gere. Me había mudado a Los Ángeles el mes anterior. Ese fin de semana fui a San Francisco con un novio y Johnny Travolta».

Para cada fecha localizó primero, y en cuestión de segundos, el día de la semana. Luego los eventos que ocurrieron ese día, y entonces los días anteriores y posteriores comenzaron a alinearse y revelarse.

«15 de junio de 1992. Eso fue un lunes. Dios, eso fue justo después de los disturbios de Los Ángeles. Toda la ciudad seguía en confinamiento. Yo estaba trabajando en la posproducción de un video de aerobics. Me pasé todo el día editando».

El 14 de septiembre de 2018 fue una trampa, y en el momento en que esta fecha salió de mis labios, Marilu dijo: «Fue el día en que viniste a ver *Gettin' the Band Back Together*. Fue el último fin de semana». Y ese fue, de hecho, el día que Marilu y yo nos conocimos en persona por primera vez, en el escenario, justo después de que ella actuara en ese maravilloso musical en la ciudad de Nueva York.

Los científicos han localizado nueve regiones del cerebro que aparecen agrandadas en las personas que tienen HSAM, pero aún no sabemos si son estas áreas cerebrales más grandes las que les otorgan la posibilidad de tener recuerdos episódicos tan notables o si se ampliaron como consecuencia de tener HSAM. Dejando a un lado esta pregunta causal de qué fue primero, el huevo o la gallina, sabemos que los recuerdos episódicos de las personas con HSAM parecen estar organizados en sus cerebros por categoría y luego anclados a una fecha.

«Es como una línea de tiempo», me dijo Marilu. «No lo veo. Lo siento. Puedo ir allí. Se alinea de izquierda a derecha pero no es visual. Funciona por partes».

Marilu recuerda los detalles de cada vez que escuchó *Hey Jude* de los Beatles o comió en Tom's Diner. Cada fecha del calendario está vinculada al día de la semana, lo que comió en el almuerzo y los zapatos que usó, y puede recuperar todo fácilmente. Recuerda casi a la perfección todo lo que sucedió el año pasado, los 365 días. Para ella todas las experiencias son memorables, lo mismo las emocionales, significativas o sorprendentes que las totalmente intrascendentes. Todas son iguales, todas vienen a su memoria con la misma facilidad. La mayoría de las personas solo recuerda de ocho a diez eventos de un año determinado. No es el caso de Marilu, a ella le extraña tener esta escasez de memoria episódica tanto como a los demás nos sorprende su abundancia de memoria episódica.

Si bien Marilu considera su HSAM como un preciado superpoder, otras personas que también lo tienen lo consideran una maldición, ya que no pueden evitar recordar, aunque no quieran, los peores y más dolorosos días de sus vidas, con detalles insoportablemente vívidos: las rupturas, las muertes, cada error y cada cosa de la que se arrepienten, cada pérdida y humillación. Para estas personas este superpoder de la memoria se parece más a vivir una tragedia griega. Se les concedió el deseo de poder recordar todo lo que sucede, pero esto los hace vivir desdichados.

Aunque Marilu también puede recordar cada momento doloroso de la vida, no se detiene en ellos, en vez de eso elige aprender de los errores de la vida y, como mi amiga Pat, enfocarse en lo positivo. Ya sea que tengas HSAM o no, los recuerdos episódicos con los que elijas convivir dependen en gran medida de ti.

Dado que la mayoría no estamos dotados de HSAM, ¿qué podemos hacer para mejorar la retención de nuestros recuerdos episódicos, tanto los significativos (la celebración de tu aniversario de bodas el año pasado) como los insignificantes (si tomaste tu pastilla para la alergia esta mañana)? ¿Hay algo que podamos hacer para ayudarnos a recordar más de ocho a diez recuerdos episódicos por año?

Sal de la rutina. Vete de vacaciones a una ciudad que no conozcas, reorganiza los muebles, celebra un medio cumpleaños o un no-cumpleaños, come en un restaurante nuevo, alquila el coche de tus sueños durante un fin de semana. Los días rutinarios y repetitivos son una sentencia de muerte si tu objetivo es recordar lo que pasó.

Haz a un lado tus dispositivos y alza la mirada. No puedes recordar aquello que no notas, y no puedes ver lo que sucede a tu alrededor si tus ojos están pegados a tu celular. Tu mejor amigo del jardín de niños podría haber estado parado en la fila de Starbucks justo frente a ti ayer, pero te perdiste por completo esa reunión memorable, acompañada de café helado, porque todo el tiempo estuviste navegando en Facebook. El adulto estadounidense promedio pasa actualmente casi 12 horas al día frente a algún tipo de pantalla. Si duermes ocho horas por noche, eso significa que estás consciente de las experiencias sin pantallas durante solo cuatro horas al día. Si deseas tener recuerdos tridimensionales ricamente detallados de lo que sucede en tu vida, tienes que salir y vivir en el mundo tridimensional.

Siéntelo. Las experiencias emocionales se recuerdan mejor que las neutrales. Si quieres un recuerdo más fuerte de las cosas que suceden, ponte en contacto con tus sentimientos.

Repítelo. La repetición fortalece tus recuerdos. Reflexionar sobre los eventos que te suceden, charlar al respecto con tus amistades por teléfono y recordarlas regularmente te ayudará a retenerlas.

Registra todo en un diario. Anotar en un diario incluso una sola de las experiencias de hoy no solo aumenta la probabilidad de que recuerdes la experiencia en el futuro, registrar la información también te puede servir como una pista para desencadenar el recuerdo de cualquier otra cuestión que haya sucedido. El psicólogo Willem Wagenaar llevó un diario durante más de seis años, en el que registró 2402 eventos episódicos. El simple hecho de tomarse el tiempo para escribir esas entradas diarias fue una forma poderosa de ensayar estos recuerdos episódicos. Pero fuera de escribir cada entrada, nunca releyó lo que escribía, por lo que no tuvo la oportunidad de ensayar. Cuando, más adelante, un colega sometió a prueba su memoria, descubrió que si le daban suficientes pistas (a menudo necesitaba más de una), Wagenaar recordaba hasta 80 por ciento de los eventos diarios de los últimos seis años. ¡Llevar un diario funciona!

Usa redes sociales. Ya sé, ya sé, acabo de decirte que hagas tus dispositivos a un lado. Y en definitiva, las redes sociales tienen su lado oscuro, pero también pueden usarse como una fuerza para el bien, o al menos para reforzar tus recuerdos episódicos. Navegar a través de tus perfiles de Instagram u otras redes sociales puede ser un hermoso paseo por tus recuerdos, cada foto y la leyenda correspondiente sirven como una pista poderosa que desencadena el recuerdo de lo que sucedió. Y la cronología de tus recuerdos se conserva muy bien allí: tus experiencias más recientemente capturadas se muestran en la parte superior de la página, lo que ayuda a tu cerebro a descubrir cuándo sucedieron las cosas. Y si no usas redes sociales, también funciona guardar tus fotos en tu teléfono inteligente o tener un álbum de fotos real en donde puedas mirarlas de cuando en cuando.

Registro de vida. Tu cerebro no es una cámara de video, y tu memoria no es una grabación de todo lo que percibes. Pero la tecnología en desarrollo se está convirtiendo cada vez más en una extensión de tu cerebro y tu memoria; esta noción de ciencia ficción de llevar un registro de vida ya es prácticamente una realidad. Las cámaras portátiles, las grabadoras de audio y varias otras aplicaciones pueden recopilar datos digitales de tus actividades diarias a través de imágenes, videos y sonidos que luego se pueden revisar, volver a experimentar y, bueno, recordar. Por ejemplo, las cámaras pequeñas que normalmente se usan alrededor del cuello pueden tomar fotos y etiquetar tu ubicación cada 30 segundos, durante todo el día, y así crear un registro autobiográfico digital de tu día. Revisar esas imágenes fortalece tu memoria de lo que sucedió ese día y puede servir como pistas para recuperar recuerdos.

Ahora que comprendes un poco acerca de la memoria episódica, y de cómo la emoción, la sorpresa, el significado, la reflexión y la rememoración desempeñan una función importante en tu capacidad para recordar lo que sucede en tu vida, permíteme dejarte con esta reflexión: Ya sea que recuerdes el día en que murió la princesa Diana, tu primer beso, la noche que viste a Coldplay en un concierto o la primera vez que tu esposo llegó a casa en un auto rojo con George Clooney, tus recuerdos de lo que sucedió... están equivocados.

SEGUNDA PARTE

Por qué olvidamos

7

TUS RECUERDOS (DE LOS SUCESOS) ESTÁN EQUIVOCADOS

Tus recuerdos episódicos están repletos de distorsiones, adiciones, omisiones, elaboraciones, confabulaciones y otros errores. Básicamente, tus recuerdos de las cosas que pasaron están equivocados. Espera un segundo. He dedicado mucho tiempo en este libro a demostrar que nuestros cerebros tienen una capacidad «bastante fenomenal» para recordar cualquier cosa emocionante, sorprendente, significativa y repetida. Pero ahora te digo que tus recuerdos de las cosas que han pasado están equivocados. Ambas afirmaciones son verdaderas.

Dame un momento y te lo explicaré. Comprender cómo y por qué nuestros recuerdos episódicos son falibles, aunque parezca extraño, puede ser reconfortante. En cada paso en el procesamiento de la memoria (codificación, consolidación, almacenamiento y recuperación), tus recuerdos de los sucesos son vulnerables a la edición y a las imprecisiones. Para empezar, solo podemos introducir al proceso de creación de recuerdos aquello que notamos y a lo que le prestamos atención. Como no podemos darnos cuenta de todo lo que sucede a nuestro alrededor a cada momento, solo codificamos, y luego recordamos, ciertos fragmentos de lo ocurrido. Estos segmentos contendrán solo ciertos detalles que fueron filtrados por nuestros prejuicios y captaron nuestro interés. Así que mis recuerdos de lo que sucedió en la mañana de la Navidad pasada serán diferentes de los de mi hijo, y ni los suyos ni los míos contendrán el cuadro completo, o toda la verdad, por así decirlo. Nuestros recuerdos episódicos están incompletos desde el momento en que se crean.

Entonces, tal vez pienses que cualquier detalle que hayas notado y capturado en un recuerdo, si bien será incompleto, al menos será preciso. Pero no es así. Piensa que tus recuerdos episódicos son como un niño inocente en preescolar, que cree plenamente en cada princesa cantarina y ratón bípedo gigante que ve en Walt Disney World. A esa edad los niños son crédulos y están ansiosos por colaborar. Los recuerdos nacientes son muy susceptibles a la influencia y la edición creativa, especialmente durante el periodo (horas, días y más) en el que se consolidan, antes de que se comprometan con la memoria a largo plazo.

En el proceso de consolidación de un recuerdo episódico, tu cerebro es como un chef demente con los dedos pegajosos. Mientras mezcla los ingredientes de lo que notó para cualquier recuerdo en particular, la receta puede cambiar, a menudo de manera drástica, porque la imaginación, la opinión o la suposición agregan unos y quitan otros. La receta también puede ser distorsionada por un sueño, algo que leíste o escuchaste, una película, una fotografía, una asociación, tu estado emocional, el recuerdo de otra persona o incluso una mera sugerencia.

Una vez que han sido almacenados, los recuerdos de las cosas que han sucedido aún no están a salvo de ser alterados. Si se les deja solos por mucho tiempo, los recuerdos pueden decaer. Las conexiones neuronales físicas pueden literalmente retraerse y desaparecer, borrando así parte o la totalidad de tu recuerdo de lo que sucedió.

Y cada vez que recuperamos un recuerdo almacenado de algo que sucedió, es muy probable que lo cambiemos. Como antes se describió, al recuperarlo estamos reconstruyendo la historia, no reproduciendo una cinta de video. La memoria no es un taquígrafo de la sala de audiencias, que lee exactamente lo que se dijo. Cuando recordamos lo que sucedió, por lo general buscamos solo algunos de los detalles que almacenamos. Omitimos fragmentos, reinterpretamos partes y distorsionamos otras a la luz de la nueva información, contexto y perspectiva de las que disponemos en ese momento, pero que antes no teníamos. A menudo inventamos nueva información, por lo general inexacta, para llenar los vacíos en nuestros recuerdos, de ese modo hacemos que la narración se sienta más completa o agradable. Además, la forma en que nos sentimos en el presente también influye en lo que recordamos del pasado. Nuestras opiniones y el estado emocional actual influyen en lo que recordamos del año pasado. Y así, al revisar los recuerdos episódicos, a menudo los remodelamos.

Y entonces sucede algo interesante, restauramos el recuerdo y lo volvemos a consolidar, pero ya no es el original, sino la versión modificada, la 2.0. Volver a consolidar un recuerdo episódico es como presionar guardar en Microsoft Word. Cualquier edición que hayamos hecho al recuperarlo se guarda en los circuitos neuronales de ese recuerdo, y reemplaza la versión anterior de este. Cada vez que recuperamos un recuerdo episódico, lo sobrescribimos, y la próxima vez que lo visitemos, la versión que recuperaremos será esta nueva edición actualizada.

Como podrás imaginar, puede ser que después de varias recuperaciones de cualquier recuerdo episódico, este se haya desviado bastante del original. Tu recuerdo de lo que sucedió en comparación con lo que realmente sucedió puede haber cambiado tanto como ocurre en el juego de teléfono descompuesto, donde el mensaje original se contamina al transmitirlo en susurros repetidas veces. Así como en el juego del teléfono descompuesto el enunciado «Las hermosas rosas tienen filosas espinas» eventualmente se convierte en «Los hermanos Rosas tienden filetes encima», los recuerdos que compartes una y otra vez con amigos y familiares no son registros precisos de lo que realmente sucedió.

Entonces, ¿qué tan imprecisos son nuestros recuerdos episódicos? Veamos. En primer lugar, nuestros cerebros pueden ser engañados a través de preguntas dirigidas para creer que recuerdan algo que nunca experimentamos. Existen varios estudios en los que los investigadores ofrecieron a sus sujetos información ficticia para ver si podían crear recuerdos a partir de ella o contaminar con esta los que ya tenían. Para ello tomaron a estas personas desprevenidas y les contaron historias totalmente falsas sobre un evento autobiográfico, al afirmar que sus padres y familiares se las habían contado.

¿Recuerdas aquella ocasión en que fuiste a dar un paseo en globo aerostático? ¿Recuerdas esa vez que te perdiste en un centro comercial cuando tenías 6 años? ¿Recuerdas cuando, en la boda de tu prima, derramaste ponche rojo en su vestido de novia? Los investigadores hicieron a los sujetos preguntas como estas, sobre eventos que nunca ocurrieron en realidad, y luego incluso produjeron imágenes de estos, modificadas con Photoshop y detalles adicionales, aunque todo era completamente inventado. ¿Cómo respondieron estos sujetos a estos relatos ficticios? De 25 a 50 por ciento de los participantes en estos estudios insistieron en que recordaban detalles sobre estas experiencias ¡que nunca sucedieron!

«Sí, recuerdo el paseo en globo aerostático. Era rojo. Me subí con mi mamá y mi hermanito». Cuando se nos presentan preguntas capciosas, nuestros recuerdos episódicos se convierten en esos niños pequeños en Walt Disney World, listos y dispuestos a aceptar y agregar cualquier experiencia.

En otro estudio, los investigadores pidieron a los sujetos que compartieran cualquier recuerdo que tuvieran del video del avión secuestrado que se estrelló en Pensilvania el 11 de septiembre de 2001. Se entrevistó a las personas y luego se les entregó un cuestionario para comprobar lo que recordaban.

Trece por ciento de los participantes ofreció recuerdos detallados del video durante la entrevista y 33 por ciento compartió recuerdos específicos en el cuestionario. Pero todos estos recuerdos eran falsos. Existen imágenes de los aviones que se estrellaron en la ciudad de Nueva York y Washington, D.C., el 11 de septiembre, pero no hay videos del accidente en el campo en Pensilvania. Estas personas creían recordar detalles de un video que no existe.

Debido a que un recuerdo episódico se vuelve vulnerable a las influencias externas cada vez que lo recuperamos, la información falsa también puede colarse cada vez que recordamos algo y deformar el recuerdo de lo que experimentamos. El más común y efectivo contrabandista de información errónea en nuestra memoria episódica es el lenguaje: es decir, las palabras que usamos nosotros y las que usan las personas con quienes estamos en contacto. En uno de los estudios clásicos sobre este tema, que es de mis favoritos, dos investigadores mostraron a las personas un video de un accidente automovilístico, asegurándose de que todas tuvieran el mismo recuerdo original de lo que habían visto.

Más adelante, les plantearon a los sujetos una de estas preguntas:

- ¿Qué tan rápido dirías que iban los autos cuando chocaron?
- ¿Qué tan rápido dirías que iban los autos cuando colisionaron?

- ¿Qué tan rápido dirías que iban los autos cuando se estrellaron?
- ¿Qué tan rápido dirías que iban los autos cuando se golpearon mutuamente?
- ¿Qué tan rápido dirías que iban los autos cuando hicieron contacto?

Sorprendentemente, el verbo utilizado influyó de manera significativa en el recuerdo de la velocidad a la que iban los autos en el video del choque, la sustitución de una sola palabra hizo una diferencia. Los sujetos a los que se les presentó la palabra *chocar* recordaron que los autos iban 16 kilómetros por hora más rápido, que los sujetos que escucharon la palabra *contacto*. Las personas reconstruyeron su recuerdo de lo sucedido para que coincidiera con la intensidad del verbo utilizado, e incorporaron este ajuste en su memoria.

En un estudio similar, se les mostró a tres grupos de personas el video de un choque entre varios autos.

- Al primer grupo le preguntaron: «¿A qué velocidad iban los autos cuando chocaron?
- Al segundo grupo le preguntaron: «¿A qué velocidad iban los autos cuando se golpearon?
- Y al tercer grupo no le preguntaron sobre la velocidad a la que circulaban los autos.

Una semana después, a todos se les hizo la misma pregunta:

- ¿Viste vidrios rotos en el video?

Del grupo al que le preguntaron: «¿A qué velocidad iban los autos cuando chocaron?», 32 por ciento recordó haber visto vidrios rotos. Del grupo al que le preguntaron: «¿A qué velocidad iban los autos cuando se golpearon?», solo 14 por ciento recordó haber visto vidrios rotos, igual que el grupo al que no se le preguntó nada sobre la velocidad. Como podrás adivinar, en el video no se veían vidrios rotos. Entonces, todos los que recordaron que los vieron, tenían un recuerdo de algo que en realidad nunca vieron.

Dado que es bastante fácil manipular la memoria episódica con lenguaje y preguntas engañosas, no es muy buena idea depender de ella para determinar asuntos importantes, como los veredictos de los tribunales y las sentencias de prisión, ¿verdad? Casi la mitad de los estadounidenses cree que el testimonio y, por lo tanto, el recuerdo de un solo testigo ocular bastan para condenar a un acusado. Hasta septiembre de 2019, en Estados Unidos, había 365 casos de personas inocentes que fueron condenadas y posteriormente exoneradas mediante pruebas de ADN. De ellos, alrededor de 75 por ciento habían sido declarados culpables con base en el testimonio de testigos presenciales. Por lo tanto, todos estos recuerdos de testigos presenciales estaban equivocados.

En un estudio publicado en 2008, los investigadores mostraron a los sujetos un video de un crimen actuado en un supermercado. El supuesto «ladrón» robó una botella de licor. En el video había dos espectadores, uno iba caminando por el pasillo de licores; el otro estaba parado en la sección de productos agrícolas. Más tarde, a los sujetos se les mostró una fila de hombres entre los que estaba incluido el transeúnte y el que estaba parado, pero no el supuesto ladrón. Repito, el ladrón *no* estaba en la alineación. De los sujetos evaluados, 23 por ciento escogió como culpable al transeúnte inocente que iba caminando por el pasillo de licores, y 29 por ciento al tipo que había estado parado en la sección de productos agrícolas. Entonces, con base en su recuerdo de lo que sucedió, más de la mitad eligió al tipo equivocado.

No estoy diciendo que nunca se puede confiar en los recuerdos episódicos de todos los testigos presenciales porque siempre van a estar alterados. Pero es un hecho que algunos de estos recuerdos sí lo van a estar. En otro estudio, la gente vio un video de treinta segundos de un robo a un banco. Veinte minutos después, a la mitad de los sujetos se les dio cinco minutos para que escribieran lo que vieron. A la otra mitad se le mantuvo ocupada en una tarea no relacionada durante los mismos veinte minutos. Luego se les pidió a todos que eligieran al ladrón de bancos de una fila. Entre los que no escribieron nada, 61 por ciento acertó al escoger al ladrón, pero solo 27 por ciento de los que escribieron pudo escoger al correcto. Ten en cuenta que ni siquiera cuando había pasado apenas media hora las personas que presenciaron el robo del banco pudieron recordar correctamente cómo era el ladrón, en el mejor de los casos, solo dos terceras partes del grupo de participantes que no escribieron pudieron hacerlo sin equivocarse. En tanto que, a los del otro grupo, escribir sobre lo que vieron disminuyó de manera drástica su capacidad para recordar con precisión lo que acababan de ver tan solo unos minutos antes.

Escribir algo te permite ensayar y, por lo tanto, fortalecer el recuerdo de los detalles sobre los que eliges escribir, pero también existe la posibilidad de que sin querer te impida hacerlo, lo cual podría dar como resultado que más tarde no recuerdes cualquier detalle que no hayas incluido en lo que escribiste. Poner cualquier experiencia sensorial en palabras distorsiona y estrecha el recuerdo original de la experiencia. Como escritora, este fenómeno me resulta bastante desalentador.

De igual manera, incluso hablar de tus recuerdos sobre los sucesos experimentados hace que estos se debiliten. Al contar el recuerdo de cualquier experiencia, la historia de esta se reducirá en primer lugar por la capacidad limitada del lenguaje para describir las imágenes, los sonidos, los olores, los sentimientos y otras impresiones que la acompañan. Y en segundo lugar porque cuando describimos lo que ocurrió seleccionamos solo ciertos detalles.

Después de que hablamos sobre un suceso, el recuerdo que guardamos es una versión reducida de este, y en el proceso perdemos el recuerdo original más completo. Entonces, la próxima vez que hablemos de este recuerdo, tal vez omitamos algún detalle. Podrías, por ejemplo, no mencionar que cuando sucedió lo que estás contando estaba lloviendo, por lo tanto, cuando cuentes el suceso por tercera vez, la lluvia habrá desaparecido del recuerdo. Es así como, tan pronto como un recuerdo episódico sale de tus labios, disminuye la información que contiene, es decir, es una versión diferente al original.

Sin embargo, también puede pasar lo contrario, que un recuerdo episódico se enriquezca con información que, creativamente, la persona le agrega o toma prestada de otras fuentes. Podría agregar una fuente de información, algunos antecedentes o interpretación, un adorno que mejore un poco la historia o alguna información nueva que aprendí de un amigo. Ese nuevo detalle ahora se incrusta en el recuerdo de ese evento en mi cerebro.

Digamos que estás compartiendo con alguien tus recuerdos de la vez que, en tu infancia, tu hermano y tú le tendieron a la florista una emboscada en la puerta de tu casa, disparándole balas de plástico con una pistola de juguete (¡lo sentimos mucho!), y tu hermano dice: «Sí, y no dejaba de tocar el timbre». Tú no recuerdas eso, pero le crees. La próxima vez que pienses en este recuerdo, este incluirá a la florista tocando el timbre incesantemente. Así es como *recuerdas* ese evento ahora.

O digamos que hubo un incendio en el edificio de tu oficina hace dos días y todos fueron evacuados. Recuerdas que saliste del edificio con calma, que permaneciste en el estacionamiento alrededor de una hora, esperando de pie el momento de poder volver a entrar, y que te sentías ligeramente molesto, ya que no sabías si era solo un simulacro de incendio o realmente estaba sucediendo. Ayer, cuando tu compañero de trabajo habló de eso, dijo que el incendio se debió a que alguien metió un pavo en el horno de la cafetería de la oficina y este se quemó, tanto que las llamas se expandieron y el humo lo invadió todo. Tu oficina está al final del pasillo de la cocina. ¡Pudiste haber muerto!

Así que hoy, cuando compartes con tu compañero tus recuerdos del incendio, describes cómo, por el humo, apenas alcanzabas a ver el camino hacia la escalera. Este tipo común de error de memoria se llama «confabulación». La información proporcionada por tu compañero de trabajo se abrió camino en tu memoria episódica. No estás mintiendo conscientemente. Una vez más, la memoria episódica es un inocente niño de preescolar, y los niños de preescolar creen en Santa Claus. Tu recuerdo de este incendio en la oficina ahora cree que el aire estaba lleno de humo mientras tratabas de llegar a la escalera.

Como puedes ver, cada vez que recordamos algo, el recuerdo de lo que sucedió puede reducirse, expandirse y transformarse en otras versiones interesantes y, a menudo, imprecisas, y desviarse de manera significativa del recuerdo tácito original que creamos por primera vez en nuestro cerebro. Irónicamente, si anotaras todo lo que ha sucedido hoy, es muy probable que limitarías lo que recuerdas a los detalles que elijas registrar. Cualquier recuerdo del que hables se reforzará, pero también se deformará un poco más cada vez que repitas la historia. Pero los recuerdos que no se repiten ni comparten en absoluto, probablemente terminen en el basurero. En el caso de nuestros recuerdos de los sucesos que experimentamos, lo mejor que puede hacer nuestro cerebro es almacenar versiones imperfectas de estos.

Pero ¿qué pasa con los recuerdos rápidos, esos recuerdos confiables y vívidamente coloreados de eventos sorprendentes o cargados de emociones? ¿Son más resistentes que nuestros recuerdos episódicos comunes y corrientes, o también tendemos a editarlos y a simplificarlos? Los recuerdos flash definitivamente se recuerdan con mucho más intensidad que los episódicos ordinarios, incluso años después, y esto alimenta nuestra firme creencia en su durabilidad y precisión. Deben ser mucho más fieles a la verdad que los recuerdos episódicos normales, porque están ricamente detallados, ¿verdad? Pero lo cierto es que tampoco son cien por ciento confiables. Los recuerdos flash son tan incompletos, distorsionados y absolutamente erróneos como los recuerdos episódicos ordinarios.

Por ejemplo: el martes 28 de enero de 1986, a las 11:39 a. m., el transbordador espacial *Challenger* despegó hacia el cielo azul claro de Florida con siete astronautas, incluida Christa McAuliffe, quien también fue la primera maestra en ir al espacio. Después de 73 segundos de vuelo, justo después de que la tripulación recibió la autorización del control de la misión para acelerar a fondo, el tanque de combustible principal explotó. Las nubes blancas serpenteaban por el cielo mientras la nave espacial se desintegraba a la vista de todo el mundo. No hubo sobrevivientes.

Treinta y cinco años después, el recuerdo flash que tengo de la explosión del *Challenger* es este. Era la hora del almuerzo y yo estaba en la cafetería de mi secundaria. Llevaba un plato de papas fritas y salsa de tomate en mi charola cuando vi la explosión. Pude verlo porque en la cafetería se había instalado un televisor para que los estudiantes y profesores presenciáramos este evento histórico. Recuerdo el silencio y el horror que nos invadió a todos.

Nada mal considerando que estoy recordando algo que sucedió un martes de enero de hace 35 años, sobre todo porque no podría contarte un solo detalle del día anterior o el posterior. Pero ¿algo de esta información de mi memoria es precisa?

Como estudiante de segundo año en la secundaria, no es difícil que en efecto estuviera almorzando a las 11:40 a. m. Así que esta parte de mi relato probablemente sea correcta, sé lo suficiente sobre la memoria episódica como para confiar en que así fue. Pero puesto que en aquel entonces no llevaba un diario y no registré en ninguna parte lo que presencié esa mañana, no puedo asegurar que realmente había un televisor en la cafetería de mi escuela secundaria y que iba a comer papas fritas (en 1986 ¡no sabía nada, en definitiva, sobre hábitos alimenticios saludables!), ni siquiera estoy segura de si estaba en la cafetería cuando explotó el *Challenger*. Los detalles de este recuerdo igual pueden ser verdaderos, que falsos o deformados. De hecho, si tuviera que apostar dinero, podría apostar a que al menos un detalle totalmente falso se infiltró en este recuerdo flash.

Te diré por qué. Yo no registré lo que presencié ese trágico día, pero los psicólogos Ulric Neisser y Nicole Harsch sí lo hicieron. Veinticuatro horas después de que explotara el transbordador, los psicólogos les plantearon a varios estudiantes de Psicología del Emory College las siguientes preguntas:

- ¿Dónde estabas?
- ¿Qué estabas haciendo?
- ¿Con quién estabas?
- ¿Cómo te sentiste?
- ¿Qué hora era?

También les pidieron que calificaran del 1 (solo adivinando) al 5 (seguros) el grado en que confiaban en la precisión de sus respuestas para cada una de las preguntas.

En el otoño de 1988, dos años y medio después, les hicieron a estos mismos estudiantes las mismas preguntas y compararon sus respuestas (sus recuerdos episódicos) con sus recuerdos originales. ¿Qué tan confiables resultaron ser sus recuerdos episódicos? Ninguno recordaba el suceso con total exactitud, lo cual significa que, después de dos años y medio, ninguno respondió exactamente igual que como lo hizo cuando apenas habían pasado 24 horas desde que ocurrió el evento. Veinticinco por ciento obtuvo una puntuación de cero. Cada respuesta que dieron estas personas fue cien por ciento diferente de la que dieron poco después de que ocurrió la explosión. Tan solo dos años y medio después de este, sus recuerdos del evento eran totalmente inexactos. La mitad de los estudiantes solo recordó con exactitud su respuesta a una de las preguntas.

Como un giro adicional, los investigadores les preguntaron a los estudiantes si ya les habían pedido responder estas preguntas alguna vez. Solo 25 por ciento dijo que sí, en tanto que

75 por ciento dijo estar seguro de que nunca antes había visto el cuestionario.

Entonces, habían pasado apenas un par de años y los recuerdos de estos jóvenes adultos ya eran muy inexactos. ¿Qué tan exacto crees que es mi recuerdo de esta explosión si han pasado ya 35 años? Recuerdo que estaba en la cafetería de la secundaria, que estaba comiendo papas fritas y que vi la explosión en la televisión con mis compañeros de clase. Pero tal vez ese día, a las 11:40 a. m., estaba sola en casa, enferma y comiendo caldo de pollo con fideos en la cocina, y fue hasta en la noche, al ver las noticias con mi hermano y mis padres, cuando vi la explosión. Incluso más de tres décadas después, me siento muy confiada en la precisión de mi recuerdo flash de la explosión. Pero ¿acaso el hecho de que me sienta así significa que mi recuerdo es preciso?

No. Puedes estar cien por ciento confiado en que tienes un recuerdo vívido y aun así estar cien por ciento equivocado. Si volvemos al caso de los estudiantes de Emory, independientemente de qué tan bien o mal les fue en cuanto a precisión, tenían un alto grado de confianza en lo que informaron recordar, incluso después de que se les demostró que estaban completamente equivocados.

En la primavera de 1989, a estos mismos estudiantes se les presentaron ambos conjuntos de respuestas al cuestionario. Cuando se enfrentaron a las discrepancias entre su nuevo recuerdo de la explosión y su relato original, creyeron más en la precisión de su recuerdo más reciente, es decir, en la versión equivocada. Neisser y Harsch asumieron incorrectamente que los detalles del original, escritos a mano, y nada más y nada menos que en la propia letra de los estudiantes, les servirían como una pista poderosa y los llevarían a recordar con precisión lo que realmente habían presenciado el 28 de enero de 1986. Pero no fue el caso. Todas estas personas se quedaron con sus historias más recientes y estaban confundidas por el desajuste, y estupefactos por su propio recuento original. «Sigo pensando que es al revés», dijo uno. Sus recuerdos fueron cambiados permanente e incorrectamente.

Pero con el conocimiento que ahora tenemos sobre la memoria episódica, esta creencia acerca de la precisión de la memoria revisada tiene mucho sentido. Cada vez que extraemos un recuerdo episódico del estante cortical, se vuelve vulnerable al cambio y, antes de volver a guardarlo, sobrescribimos en este la nueva versión editada, la cual contiene las actualizaciones que realizamos. Entonces, al suponer que todos hablaron o pensaron sobre la explosión del transbordador espacial al menos una vez después de completar el cuestionario original, entonces el relato original de la explosión se borró hace mucho tiempo y fue reemplazado con versiones más nuevas del recuerdo; y, sin que nos demos cuenta, estas actualizaciones pueden provocar que el relato difiera cada vez más de lo que en realidad ocurrió.

Digamos que una amiga de la secundaria y tú están recordando la vez que condujeron para ir a un concierto de Jimmy Buffett hace veinte años. Supongamos también que después de que fuiste al concierto no volviste a recordar eso. Cuando tu amiga comparte su recuerdo contigo, ofrece un detalle que desencadena parte de esa experiencia que habías olvidado.

Te dice: «¿Recuerdas que Jen fue con nosotros?».

Y tú respondes: «¡Ah sí, ya me acordé. Me había olvidado de que nos acompañó, pero es cierto. ¡Iba en el asiento de atrás!».

Ese detalle todavía está almacenado en tu cerebro, pero las asociaciones neuronales que conectan a «Jen» con el resto de este recuerdo son más débiles y no se activaron fácilmente por su cuenta, se requirió agregar una señal. Desde luego, como ya te imaginarás, ambas podrían estar equivocadas. Tal vez Jen fue con ustedes al concierto de los Rolling Stones, no al de Jimmy Buffett. O tal vez ella iba en el asiento delantero, no en el trasero. No obstante, lo que puedes recordar depende en gran medida de las señales de recuperación que tengas disponibles.

Digamos que Jen *sí* fue con ustedes a este concierto. Ahora, digamos que, en lugar de no pensar en ese recuerdo durante dos décadas, has recordado este concierto muchas veces a lo largo de los últimos 20 años; sin embargo, nunca incluiste a Jen en el recuerdo. Recuerda que cada vez que piensas en el recuerdo lo fortaleces y reconsolidas la versión más nueva. Como olvidaste incluir a Jen en todas estas actualizaciones, es posible que hayas perdido ese detalle de forma permanente. Es posible que «Jen» ya no esté ni siquiera levemente asociada con este recuerdo. En ese caso es probable que el recuerdo que tiene tu amiga sobre el evento no te deje muy convencida.

Si ese fuera el caso, responderías: «¡No, Jen no iba en el asiento trasero!». «De hecho, no recuerdo que ella haya ido».

Te apegarás a la historia del recuerdo tal como tú lo recuerdas, incluso frente a una fuerte evidencia de lo contrario, al igual que los estudiantes de Emory, que cuando leyeron sus relatos sobre la explosión del *Challenger*, solo un par de años después del evento, no los creyeron aunque los habían escrito por su propia mano.

En resumen, tus recuerdos de algo que sucedió pueden ser correctos, completamente incorrectos o estar en algún punto intermedio. Entonces, ahora ya sabes que no hay razón para pelear la próxima vez que tu pareja insista en que recuerda bien algo que sucedió y su historia no concuerde con la tuya. Piensa que es probable que ambos, sin darse cuenta, tengan información distorsionada sobre ese recuerdo compartido, y resígnate a que no podrás saber con exactitud qué fue lo que realmente sucedió.

8

EN LA PUNTA DE LA LENGUA

El otro día no me acordaba de cómo se llama el actor que interpretó a Tony Soprano en la serie de HBO *Los Soprano*. Estaba segura de saber su nombre, pero no lo recordaba. Sabía que murió inesperadamente mientras estaba de vacaciones en Italia, y que la actriz que interpretó el papel de su mujer, Carmela, fue Edie Falco. Salió en esa bonita película con Julia Louis-Dreyfus. Podía imaginarlo en mi mente. Podía oír el sonido de su voz. Revisé el alfabeto, buscando la primera letra. ¿A? ¿Anthony? No, ese es el nombre de su personaje, no su nombre real. ¿J? Creo que eso me suena. ¿John? ¿Jack? ¿Jerry? No, no es ninguno de esos.

Sabía que su nombre estaba almacenado en algún lugar de mi cerebro y me sentía vagamente cerca, pero no lograba producirlo. Ya que podía recuperar tantos otros detalles sobre él, sentía que tenía que estar en el vecindario neuronal correcto. Cuando estaba en la universidad, cuando aún no había internet y la investigación requería un viaje a la biblioteca, ciertos estudiantes demasiado competitivos y sin escrúpulos a veces obtenían cualquier información que necesitaban de un periódico encuadernado y luego lo escondían para evitar que otros pudieran hacer la tarea. Buscar el verdadero nombre de Tony Soprano en los circuitos de mi mente fue como buscar en los lomos de las publicaciones periódicas en la biblioteca de mi universidad, observando el espacio vacío en el estante donde debería estar la información que necesitaba. La pregunta dio vueltas en mi cabeza durante horas, atormentándome porque me obsesioné con recuperar la respuesta. No podía concentrarme en nada y me sentía implacablemente abrumada, al final me di por vencida y lo busqué en Google.

> ACTOR QUE INTERPRETÓ A TONY SOPRANO
> James Gandolfini

¡Sí, así se llama! Qué alivio.

Una de las experiencias más comunes de falla de la memoria se conoce como bloqueo o punta de la lengua (PDL). Es lo que te pasa cuando, por más que lo intentas, no logras encontrar una palabra, generalmente el nombre de una persona, una ciudad, el título de una película o el nombre de un libro. Sabes que conoces la escurridiza palabra o frase, pero no puedes recuperarla. Sin embargo, esto no significa que la olvidaste, solo que la almacenaste en algún lugar de tu cerebro, y que allí está, escondida como un perro travieso que no viene cuando lo llamas. Pero, temporalmente, no puedes pronunciarla.

¿Por qué ocurre esto? Todas las palabras tienen representaciones neuronales y conexiones asociadas en tu cerebro. Algunas neuronas almacenan los aspectos visuales de las palabras: cómo se ven como letras impresas. Otras neuronas almacenan la información conceptual de la palabra: lo que significa la palabra, cada percepción sensorial y emoción asociada con ella, y cualquier experiencia pasada que hayas tenido con ella. Otras se encargan de la información fonológica. Estas neuronas retienen cómo suena la palabra cuando se dice y son necesarias para la pronunciación verbal de la misma, ya sea en voz alta o en tu cabeza.

Cuando la activación de las neuronas que se conectan con la palabra que estás buscando solo es parcial o es muy débil también puede ocurrir un bloqueo. «¿Cómo se llama? Sé que su nombre comienza con L, pero nada más». Sin más activación neuronal, me quedo atorado ahí.

El bloqueo también puede ocurrir cuando no hay suficiente activación entre la información almacenada sobre la palabra y la ortografía o el sonido de esta, fue por eso que, aunque recordé tanta información sobre el actor que interpretó a Tony Soprano, no pude pronunciar su nombre. Lo tenía en la punta de la lengua, pero no salía de mi boca. No podía enunciarlo.

Entre una tercera parte y la mitad de estos casos se resuelven por sí solos. La palabra aparece repentinamente algún tiempo después. Estás en la ducha y de pronto… ¡Bum! La palabra te viene a la mente. O estás en la cama tratando de conciliar el sueño y... ¡Bum! James Gandolfini. A veces simplemente te topas con una señal de recuperación que resulta ser lo suficientemente fuerte como para desencadenar la activación de la palabra.

El alivio también puede provenir de asistencia externa. Le preguntas a alguien la respuesta, o la buscas en Google como lo hice yo, que teclee la pregunta ¿quién interpretó a Tony Soprano? En cuanto aparece la respuesta la reconoces inmediatamente. «¡Sí, claro, así se llama!».

Durante una experiencia PDL a veces obtenemos un adelanto de la palabra en cuestión a través de la primera letra o el número de sílabas. A menudo, con esas pistas alentadoras pero débiles, experimentamos una recuperación parcial. Sé que comienza con una D. Si hablas una lengua romance, como el italiano o español, es posible que sepas que la palabra es masculina o femenina. Sabes que termina en la letra *a*.

También puedes encontrar una palabra más o menos parecida en sonido o significado a la que estás tratando desesperadamente de encontrar. A estas palabras relacionadas de manera indirecta con la que buscas los psicólogos las llaman las «hermanas feas» del objetivo; por desgracia, concentrarse en una de ellas sin saberlo empeora la situación. Estos señuelos distraen tu atención, incitándote a seguir caminos neuronales que te conducen a ellos y no a la palabra que realmente quieres encontrar. Ahora, cada vez que intentas recuperar la palabra en cuestión, solo puedes pensar en la hermana fea.

Esto me ocurrió el otro día. No recuerdo por qué (qué irónico, ¿verdad?), pero estaba tratando de recordar el nombre de cierta ciudad en Florida. Estaba segura de que lo sabía, pero no podía encontrar la palabra. Me quedé en blanco. Bueno, no del todo.

«Está cerca de Miami. Empieza con… ¿B? Creo que empieza con B. ¿Será Boca Ratón? No, así no se llama».

Treinta minutos después seguía sin encontrar el nombre, y la única ciudad que podía producir en mi mente era Boca Ratón. Me sentí frustrada, impaciente e incómoda.

«Vamos, cerebro… ¿cómo se llama esa ciudad?».

«Boca Ratón».

«No, deja de decir Boca Ratón. No se llama así».

No conseguía que levantara la mano ninguna otra neurona que no me dijera «Boca Ratón». Al no poder persuadir o amenazar a mi conciencia, finalmente me rendí y recurrí a Google Maps. Busqué al sur de Miami y ¡bum! ¡Allí estaba!

Key Biscayne.

Curiosamente, Key Biscayne es una ciudad de dos palabras, al igual que Boca Ratón. Y Biscayne empieza con *B*. Boca Ratón era la hermana fea llamando mi atención, desviándola de las vías neuronales que conducirían a Key Biscayne. Estaba en la madriguera equivocada. El efecto de la hermana fea también explica por qué la palabra correcta a veces puede salir a la superficie, aparentemente de la nada, en cuanto dejas de intentar encontrarla. Al cancelar la búsqueda, mi cerebro pudo dejar de perseguir el objetivo neuronal equivocado, lo que le dio al conjunto correcto de neuronas la oportunidad de activarse.

Aquí hay otro ejemplo. Mi novio Joe y yo hablábamos de un colega suyo que es un ávido surfista. Le pregunté: «¿Cómo se llama ese famoso surfista? ¿Lance?».

Joe respondió: «No, no es Lance».

Pero él tampoco lo recordaba. Más tarde, me dijo que «Lance» lo hizo pensar en Lance Armstrong, el ciclista. Esta era la hermana fea. Joe sabía que Lance Armstrong no era la respuesta, pero su actividad cerebral seguía circulando por el vecindario de Lance, buscando obstinada y repetidamente el grupo de neuronas equivocado. Su atención y su memoria fueron filtrados por esta hermana fea, que estaba interfiriendo con su capacidad para encontrar la respuesta correcta. Si yo no hubiera ofrecido mi conjetura incorrecta, el cerebro de Joe podría haber encontrado al surfista de inmediato.

«No, está casado con Gabrielle Reece, la jugadora de voleibol», dijo él.

Estuve de acuerdo, pero esta señal no fue lo suficientemente fuerte para ninguno de los dos como para desbloquear el nombre del surfista. Ambos estábamos perplejos, atrapados en un incómodo estado de bloqueo. Unos minutos más tarde, Joe espetó: «¡Laird Hamilton!».

¿Qué pasó en el cerebro de Joe que le permitió encontrar la respuesta? ¿Cómo se liberó del magnetismo del señuelo y escapó de esa situación de bloqueo? No podemos saberlo con certeza (ni él lo sabe), pero es probable que se haya activado la combinación correcta y el número de asociaciones, acumulando suficiente fuerza para salir del hechizo de la hermana fea y activar la recuperación de la palabra objetivo.

Aunque mi cerebro inicialmente no pudo producir el nombre del surfista, encontró la primera letra correcta. Y aunque no logró recordar el nombre de Laird Hamilton, inmediatamente reconoció que Laird era el nombre que estaba buscando cuando Joe lo dijo. Cuando estás en un estado de bloqueo y se presenta la palabra objetivo, no te preguntas si es la respuesta correcta o si necesitas algo de tiempo para considerarla o verificar los hechos. Detienes la búsqueda de inmediato. Aleluya.

Podría darte muchos ejemplos de otros momentos de bloqueos personales, especialmente instancias de bloqueo con el nombre de una persona, porque este es el tipo de falla de recuperación de memoria más frecuente para todos nosotros. Y es normal. Estar en un estado de bloqueo no significa que tengas Alzheimer. Vuelve a leer esa oración para que la asimiles. Un joven promedio de 25 años experimenta varios momentos de bloqueo por semana. Pero los jóvenes no se preocupan por ellos, en parte porque la pérdida de memoria, el Alzheimer, la vejez y la mortalidad no están en sus radares. Y debido a que los jóvenes de hoy en día han estado atados a los dispositivos desde la infancia, no dudan en subcontratar a sus smartphones para que hagan el trabajo. Rara vez permiten que un momento de bloqueo los haga sentir miserables durante horas (ni siquiera minutos) como les pasa a sus padres, que se obstinan en recordar el nombre a la antigüita, sin la ayuda de Google.

La frecuencia con la que experimentamos momentos de bloqueo por lo general aumenta con la edad, probablemente debido a una disminución en la velocidad de procesamiento de nuestro cerebro. Pero los *notamos* más cuando somos mayores porque el envejecimiento y el Alzheimer son realidades y posibilidades más inmediatas. Si en tu familia hay antecedentes de Alzheimer, es probable que para ti, en lo personal, el bloqueo de palabras sea más alarmante. Convencidos de que estos episodios son patológicos, cuando somos mayores les tememos cada vez más a nuestras fallas de recuperación. Pero si bien es cierto que son frustrantes, probablemente no requieran visitar al neurólogo. La palabra escurridiza va a aparecer en algún momento. Y si no aguantas ni un segundo más la incomodidad, no te avergüences ni te sientas mal por recurrir a Google.

Muchas personas se preocupan porque piensan que si usan Google para encontrar las palabras bloqueadas, contribuyen al problema y a empeorar su, ya de por sí, debilitada memoria. Consideran que Google es una especie de muleta de alta tecnología y que si la usan van a olvidar sus recuerdos. Sin embargo, no hay nada que apoye esta creencia. Buscar en Google el nombre del actor que interpretó a Tony Soprano no debilita la capacidad de mi memoria en absoluto. Del mismo modo, padecer porque no encuentro la palabra en mi mente e insistir en hacerlo por mi cuenta no fortalece mi memoria, ni me darán ningún trofeo por hacerlo. No tienes que ser un mártir de la memoria. No por eso van a disminuir los momentos de bloqueo que experimentes, ni los vas a resolver más rápido a futuro, ni te va a ser más fácil recordar en dónde dejaste las llaves, ni la hora en que debes tomar tu medicamento para el corazón en la noche, ni vas a prevenir el Alzheimer si no usas Google para recuperar el nombre de Tony Soprano.

Los momentos de bloqueo son una falla normal en la recuperación de la memoria, un subproducto de la manera en que se organizan nuestros cerebros. Si tus ojos necesitan ayuda para ver, usas anteojos. Igual puedes usar Google para recuperar una palabra cuando se te queda atorada en la punta de la lengua.

En la jerarquía de cosas que la gente tiende a olvidar, los nombres propios son significativamente más vulnerables al bloqueo que las palabras comunes. Olvidar los nombres de las personas es un fenómeno completamente normal y frecuente, y no es un signo temprano de Alzheimer. Este es el motivo:

Imaginemos que te muestro a ti y a un amigo tuyo una fotografía de la cara de un hombre. Te cuento que el señor de la foto es panadero. Le digo a tu amigo que el hombre de la foto se apellida Baker (que en inglés significa panadero). Un par de días después, les muestro a cada uno de ustedes la misma fotografía y les pregunto si se acuerdan de algo sobre el hombre de la foto. La probabilidad de que tú recuerdes el oficio del hombre es mucho mayor que la de que tu amigo recuerde su apellido.

Pero un momento… Tu amigo y tú vieron la misma fotografía y escucharon exactamente la misma palabra. ¿Por qué cuando el cerebro almacena la palabra «*Baker*» (panadero) como una ocupación la recuerda mejor que cuando la almacena como el nombre de una persona?

Este fenómeno se conoce como la paradoja Baker/baker. Incluso si no conoces a nadie que sea panadero, la profesión probablemente esté conectada a muchas asociaciones, sinapsis y circuitos neuronales en tu cerebro. Si te dicen que el tipo de la fotografía es panadero, podrías visualizarlo con un sombrero blanco y un delantal. Podrías imaginarlo sosteniendo un rodillo o una cuchara de madera. Podrías pensar en el pan recién horneado que cenaste anoche. Quizá recuerdes la panadería a la que solías ir cuando eras niño y lo mucho que te encantaban las donas de canela. Puedes imaginar el olor y el sabor del pastel de manzana.

Si en cambio te dicen que la fotografía es de un hombre que se apellida Baker, a menos que conozcas personalmente a alguien con ese apellido, ¿qué te imaginas? Nada. Baker como apellido es un concepto abstracto, un callejón neurológico sin salida. Debido a que el nombre no está conectado a ninguna información en tu cerebro que no sea la que ves en la fotografía, su nombre es mucho más difícil de recordar. La arquitectura neuronal que respalda a la profesión de panadero es más sólida porque tiene conexiones mucho más elaboradas y posibles caminos neuronales para la activación (palabras, recuerdos, asociaciones y otros significados), señales que pueden desencadenar la palabra *baker* en respuesta a «¿Quién es este hombre?». Si comparamos la recuperación de la memoria con una búsqueda en Google, obtendríamos muchos más resultados para «baker» como panadero que para «Baker» como apellido.

La paradoja Baker/baker también explica por qué muchas personas somos malas para recordar nombres, pero no para recordar otros detalles sobre una persona. Cuando veo a una mujer que he conocido antes, puedo recordar fácilmente que es médica, que es de la ciudad de Nueva York y que el año pasado estuvo de vacaciones en Nueva Zelanda. Pero ni por todo el oro del mundo me puedo acordar de su nombre. ¿Sharon? ¿Susan? ¿Stephanie? No recuerdo.

Afortunadamente, comprender esta paradoja también nos brinda una estrategia para recordar mejor los nombres de las personas y reducir la frecuencia de estos episodios de bloqueo. Como los nombres propios son mucho más difíciles de recordar por naturaleza neurológica, puedes ayudar a tu memoria convirtiendo a los Baker en panaderos, a los Jurado en jurados, a los Caballero en caballeros, etc. El nombre del señor Baker no tiene asociaciones en tu cerebro, pero un panadero sí. ¡Conéctalos! Forma en tu cerebro una imagen del señor Baker con un sombrero blanco, un delantal y la cara llena de harina. Imagina que tiene una espátula en la mano y está horneando galletas con chispas de chocolate.

Para recordar cómo se llama la médica cuyo nombre no recuerdo, que es de Nueva York y estuvo de vacaciones en Nueva Zelanda y que, digamos, se llama Sarah Green, podría relacionarla con una imagen de Sarah Jessica Parker con una camiseta de «I ♥ NYC», poniéndose un estetoscopio y escuchando el latido del corazón de una oveja en un exuberante campo verde en Nueva Zelanda. Ahora que he relacionado el nombre abstracto Sarah Green con una serie de detalles elaborados, visuales, coloridos e incluso extraños, cuando la vuelva a ver tendré muchas más posibilidades de que se activen las neuronas que están conectadas y me recuerden su nombre.

Ahora que ya no te sientes aterrorizado por los momentos de bloqueo (por lo menos eso espero), y que sabes que es un tipo de falla de recuperación frecuente, pero normal, veamos si puedo hacer que experimentes uno. A continuación se incluye una lista de diez preguntas. Algunas podrás responderlas rápida y fácilmente, pero habrá otras que no vas a poder responder. Pero no porque te falle la memoria, sino porque no tienes la información en tu cerebro. También habrá otras para las que sabrás la respuesta, pero no podrás producirla.

1. ¿Cuál es la capital de Brasil?
2. ¿Quién era el cantante principal de la banda Queen?
3. ¿Cuál es la velocidad de la luz?
4. ¿Quién escribió *El resplandor*?
5. ¿En qué ciudad está el Coliseo?
6. ¿Qué planeta es el segundo más cercano al Sol?
7. ¿Quién canta «This Land is your Land»?
8. ¿Cómo se llamaba tu profesor o profesora de preescolar?
9. ¿Qué actriz interpretó a Phoebe en el programa de televisión *Friends*?
10. ¿Quién pintó *La noche estrellada*?

¿Te costó responder al menos una de ellas? Ahora estás en un estado de bloqueo. Como viste en mi propio ejemplo con Tony Soprano, cuando estás en este estado, a menudo puedes recuperar bastante sobre la palabra faltante en cuestión. ¿Puedes decir cómo suena la palabra? ¿Puedes adivinar la primera letra? ¿El número de sílabas? ¿Puedes decirme algo sobre la persona o el lugar? Estas pistas pueden ser lo suficientemente fuertes como para desencadenar la liberación de la respuesta, pero también pueden resultar ser hermanas feas, señuelos que te llevan por el camino neuronal equivocado, donde no se encuentra la respuesta que buscas.

Si bien no siempre puedes confiar en las pistas, sí puedes confiar en la sensación que te dice que lo sabes, que siempre acompaña a los momentos de bloqueo. Si te mostrara la palabra objetivo o incluso te diera opciones múltiples para que la ubiques, reconocerías la respuesta correcta al instante. Neurológicamente, reconocer siempre es más fácil que recordar.

¿Sigues sin recordar? Está en tu cerebro. Sigue buscando. Puedes esperar y ver si la respuesta aparece en tu conciencia más tarde, o, porque sé lo incómodo que puede ser estar en un estado de bloqueo y porque soy amable, y principalmente porque quiero toda tu atención en lo que vas a leer en el próximo capítulo, aquí están las respuestas a las diez preguntas: Brasilia, Freddie Mercury, 299 700 kilómetros por segundo, Stephen King, Roma, Venus, Woody Guthrie, pregúntale a tu mamá, Lisa Kudrow, Vincent van Gogh.

¿Te sientes mejor?

9

NO OLVIDES RECORDAR

Tengo que acordarme de:

- Llamar a mi mamá
- Hacer la cita con el médico
- Tomar mi píldora para la alergia
- Comprar leche
- Sacar la basura mañana temprano
- Escribirle a mi hermano
- Llevar la ropa a la tintorería
- Meter la ropa limpia a la secadora
- Responder el correo de Ken
- Ver a Greg a las 11:00 para tomar un café

- Recoger a mi hija a las 3:00
- Ir al banco antes de que cierre

La memoria prospectiva es tu memoria para lo que necesitas hacer más adelante. Este tipo de memoria es un poco como un viaje mental en el tiempo. Estás creando una intención para tu futuro. Esta es la lista de tareas pendientes de tu cerebro, un recuerdo para recordar en un momento y lugar a futuro. Y está plagada de olvidos. De hecho, la memoria prospectiva está tan mal respaldada por nuestros circuitos neuronales, y tan sumida en el fracaso, que casi se puede considerar como una especie de olvido en lugar de un tipo de memoria.

Para que un recuerdo prospectivo sea recordado y no olvidado, la intención o la acción que debe realizarse más adelante primero debe codificarse en la memoria en el presente. Este paso rara vez presenta un problema. Antes de acostarme esta noche, necesito acordarme de reservar el vuelo para que mi hija que está en la universidad regrese a casa. Listo. Le pedí a mi cerebro que recuerde hacer esa tarea. Ya está avisado.

En el segundo paso es donde hay probabilidades de que se me presenten todo tipo de problemas. Tengo que acordarme de recordar ese pendiente. Y, en términos generales, nuestros cerebros son terribles para acordarse de recordar. No solo los cerebros viejos, todos los cerebros. El recuerdo de esa intención (reservar el vuelo para que mi hija regrese a casa) necesita ser recuperado en el futuro (antes de dormir), dentro de 12 horas. Debido a que reservar un vuelo para mi hija no es una tarea habitual ni arraigada que lleve a cabo antes de la hora de acostarme, como cepillarme los dientes, a menos que cree al menos una señal específica que active el recuerdo de «reservar el vuelo de mi hija antes de acostarme», es probable que me olvide de hacer la reservación.

Los recuerdos prospectivos se basan en señales externas para desencadenar el recuerdo. Esas señales pueden basarse en el tiempo: en un momento determinado, o después de un intervalo de tiempo determinado. «A las 2:50 debes acordarte de ir a la escuela a recoger a tu hijo». O pueden basarse en eventos: cuando sucede algo en particular, recuerdas hacer algo. «Cuando veas a Diane, pregúntale si puede ir a la escuela a recoger a tu hijo».

Pero como a veces no establecemos tan buenas señales, o las ignoramos en vez de notarlas, este tipo de recuerdo es muy susceptible de fallar. Muy a menudo nos olvidamos de hacer lo que pretendíamos hacer. La memoria prospectiva es ese amigo desordenado al que le gusta hacer planes contigo para ir a beber algo, pero casi siempre cancela o no se presenta. Este tipo de olvido caprichoso y distraído nos aqueja a casi todos a diario. Nos olvidamos de comprar pasta de dientes, llamar a nuestras madres y devolver ese libro atrasado a la biblioteca.

Ve si alguna de las siguientes situaciones te resulta familiar. Las siguientes preguntas provienen del Cuestionario de Memoria Prospectiva y Retrospectiva. Califica tus respuestas con los siguientes criterios: 5 (muy a menudo), 4 (bastante a menudo), 3 (a veces), 2 (rara vez) o 1 (nunca).

1. ¿Sueles decidir hacer algo en cuestión de minutos y luego te olvidas de hacerlo?
2. ¿Sueles olvidar hacer algo que ibas a hacer en unos minutos a pesar de que está frente a ti, como tomar una pastilla o apagar algo que tienes en la lumbre?
3. ¿Sueles olvidar tus citas y compromisos si alguien no te los recuerda o si no los anotas en un calendario o agenda?
4. ¿Sueles olvidar comprar algo que necesitabas, como una tarjeta de cumpleaños, a pesar de pasar frente a la tienda?
5. Cuando vas a tomar algo antes de entrar o salir de una habitación, ¿sueles olvidarlo a pesar de tenerlo enfrente?
6. ¿Sueles olvidar mencionarle o darle algo que te pidieron que le entregaras o comunicaras a otra persona?
7. Cuando intentas comunicarte con un amigo o pariente y no lo logras, ¿sueles olvidar volver a intentarlo?
8. ¿Sueles olvidar decirle a alguien algo que le ibas a decir minutos antes?

¿Cómo te fue? Yo saqué 25 puntos. No respondí 1 (nunca) ni 2 (rara vez) en ninguna de las preguntas.

Las empresas de marketing se aprovechan todo el tiempo de lo vulnerable que es nuestra memoria prospectiva. Digamos que te inscribes a un programa de ejercicios en línea, descargas una aplicación de meditación o te suscribes a una revista para una prueba gratuita de 30 días, y planeas cancelar o darte de baja si descubres que no la usas o no te gusta. Digamos también que no te gustó hacer ejercicio, no pudiste adquirir el hábito de meditar y no volviste a leer ninguno de los artículos de las revistas después de los primeros días; sin embargo, en el siguiente estado de cuenta de tu tarjeta de crédito, ves que te han cobrado la suscripción por todo el año. Olvidaste darla de baja.

En 1997 un grupo de investigadores observó la memoria prospectiva y el envejecimiento en 1 000 adultos de entre 35 y 80 años. Todos los participantes del estudio fueron examinados para obtener información sobre su salud y su situación socioeconómica y cognitiva. Pero aquí estaba la verdadera prueba: al comienzo de la sesión se le pidió a cada sujeto que, cuando terminara, lo que ocurriría unas dos horas más tarde, le recordara al experimentador que firmara un formulario. ¿Cómo crees que les fue a todos?

Solo alrededor de la mitad de los que tenían entre 35 y 40 años recordaron decirle al experimentador que firmara el formulario. Sorprendentemente, los de 45 años lo hicieron mejor: 75 por ciento de ellos recordó hacerlo. Los autores del estudio se sorprendieron por el hecho de que ese grupo de edad se haya desempeñado significativamente mejor que la gente

10 años más joven, y no pudieron ofrecer argumentos ni hipótesis convincentes que explicaran a qué se debió ese resultado. Pero el desempeño comenzó a declinar de manera constante a medida que aumentaba la edad de los participantes que tenían más de 40 años. Menos de la mitad de los que tenían entre 50 y 60 años recordaron pedirle al experimentador que firmara el formulario. De las personas de 65 a 70 años solo alrededor de 35 por ciento lo recordó, y de las personas de 75 a 80 años solo alrededor de 20 por ciento se acordó de hacerlo.

¿Qué sucedería si el experimentador ayudara a los participantes proporcionándoles una pista adicional? Digamos que los sujetos olvidaron lo que se suponía que debían hacer y no le pidieron al experimentador que firmara el formulario al final de la sesión. ¿Qué pasaría si el experimentador les diera una pista?, diciéndoles, por ejemplo, «¿Te falta algo por hacer?» (Guiño sutil). Esta pista mejoró el recuerdo en los participantes de todas las edades, pero aun así, en ninguno de los grupos de edad se acordaron todos. Y a partir del grupo de participantes de 65 años, y los de más edad, el porcentaje de los que lo lograron se redujo a menos de la mitad.

Tal vez todos tendemos a olvidar las pequeñas cosas, las tareas cotidianas que no son de vida o muerte, las intenciones que no son monumentales. Si lo que necesitaras recordar fuera de importancia crítica para ti, tal vez apostarías más por tu destreza de memoria prospectiva. Entonces, ¿los recuerdos prospectivos para tareas de alta prioridad son inmunes al olvido?

Para nada.

El sábado 16 de octubre de 1999, Yo-Yo Ma, el violonchelista más famoso del mundo, se subió a un taxi amarillo de la ciudad de Nueva York, viajó unos 20 minutos hasta el hotel Península, pagó el pasaje y se bajó. Momentos después de que el taxi se alejó, se dio cuenta de que olvidó algo. Había dejado en la cajuela su violonchelo de 2.5 millones de dólares y 266 años de antigüedad. ¿Cómo le pudo ocurrir esto? Ese instrumento caro, raro y exquisito era lo más importante en su vida.

Más adelante explicó que estaba cansado y tenía prisa, así que probablemente no estaba en su mejor momento cognitivo y se distrajo. Pero ¿cuál es la principal razón por la que Yo-Yo Ma olvidó su violonchelo? El estuche del violonchelo, esa señal gigantesca e inconfundible, no estaba a la vista. El recuerdo prospectivo (recuerda llevar contigo el violonchelo cuando desciendas del taxi) no se activó cuando salió del automóvil porque le hizo falta una señal. Algo así como ojos que no ven, corazón que no siente, o en este caso, mente que no recuerda. Para su profundo alivio, la policía encontró el violonchelo de Yo-Yo Ma y se lo devolvió ese mismo día.

En una historia similar, el solista Lynn Harrell dejó su violonchelo Stradivarius del siglo XVII, valorado en cuatro millones de dólares, en la cajuela de otro taxi de la ciudad de Nueva York. Afortunadamente, su violonchelo también fue recuperado. ¿Qué está pasando aquí? ¿Acaso los violonchelistas dueños de costosos instrumentos antiguos son inusualmente susceptibles al olvido prospectivo?

No, no lo son. Casi todos tenemos una memoria prospectiva poco confiable. Incluso los cirujanos. En 2013 la Joint Commission, un organismo de control de la seguridad de la atención médica de Estados Unidos, informó que a lo largo de los últimos ocho años los cirujanos habían olvidado 772 instrumentos quirúrgicos dentro del cuerpo de los pacientes. Un cirujano que extirpó un tumor de un hombre en Wisconsin olvidó quitar un retractor de 30 centímetros antes de coserlo. Otro dejó una pinza de metal de 15 centímetros dentro del intestino de un hombre en California. Tijeras, bisturíes, esponjas y guantes han sido olvidados dentro del cuerpo de las personas un alarmante número de veces.

Olvidarse de recuperar un invaluable violonchelo de la cajuela de un taxi o de retirar un instrumento quirúrgico de 30 centímetros de largo de la cavidad abdominal de otra persona es un gran problema. Olvidar estas cosas no es igual que olvidar comprar pan o sacar la basura. Sin embargo, de hecho, sí es igual. Sin la señal o señales correctas en el momento indicado, y sin tu atención disponible para notar esas señales, olvidarás lo que se supone que debes recordar.

La memoria prospectiva es desafiante para las personas de todas las edades (¿tu hijo adolescente alguna vez recuerda apagar la luz cuando sale de la habitación?) y ocupaciones (ciertamente para cirujanos y violonchelistas). Aun así, tendemos a juzgar injustamente y a ser juzgados por este tipo de distracciones que nadie se salva de experimentar. Si un colega se olvida de presentarse a una reunión importante o tu hijo adolescente se olvida de apagar el horno después de preparar galletas, es muy posible que interpretes estos lapsos de memoria prospectiva como signos de descuido, falta de carácter, falta de fiabilidad, irresponsabilidad o incluso como un posible síntoma de Alzheimer. Pero no debemos atribuir la culpa a una enfermedad neurodegenerativa o a falta de carácter. Cuando llegas a una fiesta de cumpleaños y te das cuenta de que dejaste olvidado el regalo sobre la mesa de la cocina, ya envuelto y listo, podrías creer que se debe a un problema de carácter, pero no, lo más probable es que se deba a que no recibiste las señales adecuadas para acordarte de llevarlo. Errar es humano, especialmente si confías demasiado en tu memoria prospectiva.

Por eso debemos ayudarla…

Haz listas de pendientes. Podemos crear ayudas externas para nuestra memoria prospectiva. Si sueles necesitar una mejor iluminación mientras entrecierras los ojos para leer las palabras impresas en un menú, o si te la pasas aumentando el tamaño de la fuente en tu teléfono, ¿qué haces? Consigues unos lentes. Si tus ojos no pueden ver el mundo a la perfección, consigues una ayuda externa, llamada anteojos, para corregir esta deficiencia.

Piensa en las listas de pendientes como anteojos para tu memoria prospectiva. No hay por qué avergonzarse. No confíes en que no se te va a olvidar más tarde lo que estás planeando, lo más probable es que sí se te olvide. Mejor anótalo.

Hace poco fui al supermercado a comprar leche porque quería preparar waffles para mis hijos. Conduje hasta la tienda, compré un montón de cosas y volví a casa, sin leche. Y no me di cuenta de que la había olvidado hasta que entré en la cocina y vi la máquina para hacer waffles en la encimera. La próxima vez, a menos que quiera llevar la pista (la wafflera) conmigo a la tienda, debería hacer una lista de lo que voy a comprar. Ya solo tendría que acordarme de llevarla.

Pero además de hacer tus listas de tareas pendientes, tienes que revisarlas e ir tachando las que ya realizaste. La rutina de revisar una lista es parte de la solución para aquellos cirujanos que, por ser humanos y tener memorias prospectivas poco confiables, corren el riesgo de olvidar retirar sus instrumentos quirúrgicos del cuerpo del paciente antes de coserlo. Ahora tienen listas de verificación que, siempre y cuando les presten atención, les permiten comprobar el paradero de cada uno de los instrumentos utilizados durante una operación. Lo mismo pasa con los pilotos de aviones, quienes no pueden confiar en sus inconstantes memorias prospectivas para acordarse de bajar las ruedas antes de aterrizar el avión. Afortunadamente, también usan listas de verificación.

Anota la información en tu calendario. Los intervalos de retención para la memoria prospectiva pueden ser desafiantes. Si tienes que acordarte de llevar un cheque a la clase de baile de tu hija la próxima semana, es mejor que lo anotes, pues es poco práctico confiar en que esta intención va a permanecer en tu conciencia durante los próximos siete días, y no va a pasar.

Entonces, igual que con las listas de pendientes, lo ideal es externalizar el calendario de tu cerebro. Si necesitas asistir a una reunión mañana a las 4 p. m., no dependas exclusivamente de tu poco confiable memoria prospectiva para acordarte. Tu cerebro podría olvidarlo y meterte en problemas. Acostúmbrate a anotar en tu calendario o agenda todo lo que necesites hacer en el futuro. Y luego adopta el hábito de revisar tu calendario muchas veces al día o, si estás usando un smartphone o una computadora, configura alarmas o mensajes de alerta que te recuerden revisar tu calendario.

¡Bip! Son las 3:50. Tienes una junta a las 4:00 ¡Listo!

Sé específico sobre tus planes. Atar un hilo blanco alrededor de tu dedo solo te dice que debes recordar hacer algo. Y, a menos que lo que necesites sea comprar más hilos, esta señal es demasiado inespecífica como para guiarte de manera confiable a recordar lo que necesitas.

Y no le digas a tu memoria prospectiva simplemente: «Quiero hacer ejercicio más tarde». Debes incorporar alguna señal específica para desencadenar la activación de esta intención. ¿Qué tipo de ejercicio? ¿Dónde tienes que estar para hacer el ejercicio? ¿Cuándo vas a hacer ejercicio? Seamos sinceros, no te vas a acordar de hacer ejercicio hoy.

En vez de eso, expresa para ti mismo: «Voy a ir a la clase de yoga al mediodía». Ahora tienes lo que los psicólogos llaman una «intención de implementación». Deja tu tapete de yoga junto a la puerta principal. Ahí está tu señal visible. Ingresa la entrada «yoga al mediodía» en tu calendario y configura un recordatorio para que suene a las 11:45, porque sabes que te toma diez minutos conducir hasta allí.

Namasté.

Utiliza pastilleros. Olvidarse de tomar un medicamento es una de las fallas de memoria prospectiva más comunes y problemáticas. Afortunadamente, basta con usar pastilleros y recordatorios para superar este desafío. Los pastilleros te sirven para organizar tus medicamentos en secciones individuales para cada día de la semana (o incluso para varias veces al día, si es necesario). Establecer alertas de calendario o usar una aplicación de recordatorio de píldoras puede funcionar como la señal que te guíe a tu pastillero. Esta estrategia también ayuda con la falla de memoria episódica de «¿Ya tomé mis pastillas hoy?». Puedes tomar el pastillero y ver si la sección del martes está vacía. Dos pájaros de memoria de un tiro. Pero espera... ¿qué día es?

Deja las pistas que necesitas en lugares donde sea imposible no verlas. Digamos que compré una botella de vino para llevar a la cena de un amigo mañana por la noche. La botella está en una bolsa de papel en el mostrador de mi cocina. A menos que agregue a mi lista de tareas pendientes «llevar una botella de vino» o anote lo mismo en mi calendario, y a menos que vea la botella dentro de la bolsa de papel en el mostrador antes de salir de casa, hay muchas probabilidades de que llegue a la casa de mi amigo con las manos vacías.

Para evitar este tipo de fallas en la memoria prospectiva, mi novio pone cerca de la puerta todo lo que debemos llevar al lugar a donde vamos. ¿Necesitamos llevar una botella de vino a la fiesta? La pone en el suelo, frente a la puerta. No olvides traer los boletos para el concierto. En el suelo, frente a la puerta. Necesito acordarme de enviar esta carta. En el suelo, frente a la puerta. Literalmente tropezamos con los elementos que no queremos olvidarnos de llevar antes de salir de casa.

No necesitas usar la puerta de entrada, pero este método es una buena práctica. Asegúrate de que tus señales para hacer lo que pretendas hacer estén en el lugar correcto, en donde puedas notarlas a tiempo. Si necesitas tomar tu medicamento por la noche antes de acostarte, coloca tu pastillero junto al cepillo de dientes y no lo escondas dentro de un gabinete donde no puedas verlo.

Si tu rutina se ha visto interrumpida, tómalo en cuenta. Muchos usamos alguna parte de nuestra rutina diaria como una pista de memoria prospectiva. Prepararse para ir a la cama implica recordar que hay que cepillarse los dientes. Tomas tus medicamentos diariamente junto con tu café y tu desayuno, por lo que un pan y una taza de café son las señales que te recuerdan que debes tomar tu medicamento para el corazón.

Pero ten cuidado si tu rutina diaria se desvía o se interrumpe temporalmente, porque si eso sucede las señales en las que confías podrían cambiar o desaparecer. Si te saltas el desayuno hoy porque vas a llegar tarde a una cita que tienes en la mañana, ¿te acordarás de tomar tu medicamento para el corazón? Cada vez que tu día se descarrile, tómate un momento para buscar cualquier tarea pendiente de memoria prospectiva que pudiera haber estado relacionada con la actividad que se movió o no sucedió.

Y la próxima vez que estés en un taxi o en un Uber, antes de poner un pie fuera del auto, piensa: «¿Dejé mi violonchelo en la cajuela?».

10

ESTO TAMBIÉN PASARÁ

Haz una lista de todo lo que has hecho hoy desde el momento en que te despertaste. En verdad, dedícale un minuto a este ejercicio (y si estás leyendo esto a las 8 a. m. y todavía no has hecho nada, enumera todo lo que hiciste ayer). Piensa en todas las experiencias sensoriales, lo que hiciste, con quién estuviste, el clima, la ropa que usaste, lo que comiste y bebiste, dónde estuviste, lo que aprendiste, cómo te sentiste. Recuerda todo lo que puedas.

Ahora, haz este mismo ejercicio, pero anota exactamente lo que hiciste un día como hoy pero de la semana pasada. Luego lo que hiciste un día como hoy pero del mes pasado. Anota también lo que hiciste un día como hoy pero del año pasado. Ahora anota todo lo que has hecho este día. Si bien es posible que recuerdes mucho de lo que hiciste hoy o incluso ayer, probablemente recuerdes cada vez menos conforme retrocedas en el tiempo. Si eres como yo, estás mirando una página en blanco mientras tratas de recordar lo que hiciste este mismo día el año pasado.

¿Qué ocurrió con los recuerdos de todas esas experiencias, con toda esa información?

El tiempo, eso ocurrió.

El archienemigo número uno de los recuerdos que has creado y almacenado es el tiempo. Prestar atención a una experiencia y extraer de ella algunos fragmentos de información sensorial y emoción, unir estos fragmentos en un recuerdo único y luego almacenar ese recuerdo a través de modificaciones en las conexiones sinápticas entre las neuronas que fueron originalmente activadas por esa experiencia, no basta para conservarlo en la memoria. Si no lo vuelves a visitar, si solo lo pones en el estante cortical de tu cerebro y lo dejas ahí, acumulando polvo como un viejo trofeo, ese recuerdo se erosionará con el paso del tiempo.

Pero ¿acaso se desvanece por completo? Si un recuerdo no se activa después de cierto periodo, ¿a la larga se borrará por completo o siempre quedará un rastro? ¿Acaso los detalles de este día podrían revivir los detalles aparentemente perdidos de un día como hoy, pero del año pasado, si tu cerebro recibiera el mensaje indicado? ¿Podrías reconocer estos últimos si te los presentara? ¿O acaso ese recuerdo desapareció por completo y la información ya no existe en tu cerebro? ¿Esas conexiones sinápticas literalmente desaparecieron?

Estas preguntas fueron formuladas y respondidas científicamente por primera vez por Hermann Ebbinghaus en 1885. Al tratar de averiguar la rapidez con la que olvidamos lo que aprendemos, creó, a partir de una sílaba sin sentido, 2 300 «palabras» como estas:

wed
zof
laj
nud
kep

Para poder pronunciarlas las puso todas en forma de consonante-vocal-consonante. Pero estas palabras inventadas no tenían sentido, por lo que no pudo formar ninguna asociación obvia. Memorizó listas de estas palabras inventadas y luego probó su capacidad para recordarlas después de intervalos de retención cortos (inmediatamente después, unos minutos más tarde, una hora más tarde) y largos (al día siguiente, a la semana siguiente).

Sus hallazgos no son particularmente sorprendentes: cuanto más largo era el intervalo de retención entre el aprendizaje y el recuerdo, aumentaba más la probabilidad de que se olvidara. Su gran conclusión: los recuerdos son transitorios. A la larga se desvanecen.

En su propio caso, Ebbinghaus descubrió que al principio el olvido se producía con bastante rapidez. Olvidó casi la mitad de las palabras sin sentido que había memorizado cuando apenas habían pasado 20 minutos. Pero después de 24 horas el olvido se estabilizó a una tasa de retención de alrededor de 25 por ciento. Este patrón, llamado «curva del olvido de

Ebbinghaus», es generalmente lo que con el tiempo les sucede a los recuerdos cuando se dejan de visitar. Si no haces intentos deliberados por retener lo que aprendes o usas estrategias para ello, olvidarás la mayor parte de tus experiencias casi de inmediato. El declive abrupto, drástico y rápido de la memoria luego se nivela. Al parecer, llega un momento en el que lo poco que aún recuerdas después de ese volcado de datos inicial permanece contigo.

Digamos que aprendiste un idioma en la secundaria pero después de graduarte dejas de practicarlo. Al paso de un año después de dejar de usarlo, ya se te habrá olvidado la mayor parte de lo que aprendiste, pero luego el olvido se va a estabilizar, y lo que aún recuerdes de lo que aprendiste de ese idioma ya se va a quedar en tu memoria, en donde puede permanecer estable durante los próximos 50 años. Yo, en particular, tomé tres años de latín en la secundaria. Después de eso, desde que tenía 16 años no he vuelto a tener ningún tipo de contacto con este idioma, aparte de ver uno o dos diplomas que tengo enmarcados de cuando lo estudié. Han pasado décadas desde entonces y todavía sé cómo conjugar el verbo «ser» (*sum, es, est, sumus, estis, sunt*) de memoria. Pero no recuerdo mucho más. Sin uso, repetición o significado, la mayoría de nuestros recuerdos se desvanecen con rapidez. Con el tiempo, si es que queda algún recuerdo, parece estar permanentemente almacenado.

Entonces, según Ebbinghaus y su curva del olvido, aunque la información que codificamos en la memoria se degrada muy rápido con el paso del tiempo, no desaparece por completo. Ebbinghaus también fue el primero en demostrar que la memoria tiene la capacidad de ahorrar. Digamos que la primera vez que se propuso recordar una lista de palabras sin sentido sin cometer errores, tuvo que hacer 10 intentos antes de lograrlo. Luego dejó pasar tiempo hasta que por fin se olvidó de la lista completa. Después de eso, cuando de nuevo se propuso aprender la misma lista, ya solo requirió cinco intentos para memorizarla sin errores. Entonces, a pesar de que conscientemente no recordaba ni una sola palabra de la lista, esta no se le había olvidado por completo. Su cerebro no había vuelto a ser como era antes de que aprendiera las palabras. Habían quedado en él rastros de recuerdos de esas palabras sin sentido, los cuales se activaron y le facilitaron aprender la lista.

Pero también hay evidencia de que los recuerdos pueden borrarse fisiológicamente. Estudios más recientes han demostrado que si la colección de sinapsis que representan un recuerdo no se activa con el tiempo, las conexiones se pierden físicamente. Si están inactivas durante demasiado tiempo, las neuronas, de manera literal, retraen sus conexiones electroquímicas anatómicas con otras neuronas. En consecuencia, las conexiones dejan de existir y con ellas los recuerdos que contenían.

Todos hemos experimentado ambos escenarios. Tomé italiano en séptimo y octavo grado y desde entonces no volví a estudiarlo ni hablarlo, hasta hace poco. Si en el periodo en el que no practiqué en absoluto el italiano me hubieras pedido que dijera los días de la semana me hubiera quedado totalmente en blanco. Habría afirmado, y creído, que olvidé esta información por completo. Pero si hubieras empezado a decir: *lunedì, martedì…* escucharte podría haber sido un estímulo suficiente para que yo continuara diciendo: *mercoledì, giovedì, venerdì, sabato, domenica*. ¡Guau! ¿De dónde salió eso? Esos días de la semana en italiano todavía existían como un recuerdo en mi cerebro ¡y ni siquiera lo sabía!

A veces también puede suceder lo contrario, que sin importar cuántas pistas te ofrezca alguien, no logres recordar algo que aparentemente ya sabías. Hace poco, cuando un amigo hizo una referencia a la Guerra del Peloponeso, descubrí que no sé nada al respecto. Estoy segura de que estudié esta guerra en alguna clase de historia cuando estaba en la secundaria. Probablemente me preparé para el examen y recordé la información el tiempo suficiente para escupirla el día en que lo hice. Pero luego, como esta guerra en realidad no me importaba en absoluto, de acuerdo con lo que la curva del olvido de Ebbinghaus dice que pasa con la información sin sentido, olvidé de inmediato la mayor parte de lo que había memorizado. Y ya que me convertí en neurocientífica y no en historiadora, y nunca volví a revisar lo que aprendí sobre la Guerra del Peloponeso, lo más probable es que cualquier recuerdo que pudiera haber persistido después de ese examen se eliminó fisiológicamente con el tiempo. No importa cuáles o cuántos detalles sobre esta guerra me dijera mi amigo, nada me sonaba. Creo que esas conexiones neuronales fueron eliminadas.

Si un recuerdo finalmente se desvanece o no, ya sea en cierto grado o por completo, eso depende de lo que haces con la información una vez que está alojada en tu cerebro. Hay formas para lograr que la memoria resista los efectos del tiempo, las dos principales son: la repetición y el significado.

Si quieres retener la información que has logrado almacenar en tu cerebro, sigue activándola. Revísala una y otra vez. Recuerda, ensaya y repite. Puedes disminuir significativamente la cantidad de recuerdos que se perderán con el tiempo por medio de la repetición hasta el punto del *sobreaprendizaje*. En otras palabras, aprendiendo hasta obtener un 100 por ciento en tu autoevaluación, para luego seguir estudiando. Ensaya dominar el pasado. Yo hasta la fecha puedo recitar, de memoria y sin errores, el soliloquio de Macbeth «Mañana, mañana y mañana», de William Shakespeare, porque lo estudié hasta el cansancio en la escuela.

¿Alguna vez has estado en tu auto y de repente empieza a sonar una canción en la radio que no habías escuchado en 20 años, pero en cuanto la oyes instantáneamente viene a tu memoria toda la letra? Empiezas a cantar palaba por palabra. Lo más probable es que hace 20 años, cuando la canción era popular, la escuchabas y la cantabas muchas veces al día. Las estaciones de radio la reproducían tanto que terminaste por *sobreaprenderla*. Cuando se trata de conservar tus recuerdos, la repetición es un poderoso guerrero en la batalla contra el tiempo.

Pero tal vez quieras olvidar algo. Digamos que tu pareja te engañó y se divorciaron. ¿Quieres olvidar los detalles sórdidos y la angustia que sientes? Deja de repetir la historia de lo que pasó. Deja de pensar y de hablar de los detalles con tus amigos. No *sobreaprendas* la experiencia. Si puedes encontrar la disciplina para dejar esos recuerdos en paz, a la larga se desvanecerán. Y si bien siempre recordarás que tu ex te engañó, si dejas por la paz los elementos emocionales de ese recuerdo estos pueden decaer gradualmente. El tiempo cura todas las heridas a través de la erosión de la memoria.

La otra forma principal de proteger la memoria del tiempo es agregar significado. Si te doy tres palabras sin sentido para memorizar, *grudelon*, *micadeltere*, *fidiklud*, es probable que las olvides con bastante rapidez. Si en cambio te pido que memorices tres palabras reales, *ukelele*, *micrófono*, *arcoíris*, podrás recordarlas sin problema. Debido a que esta colección de letras tiene significado, tu cerebro puede ensamblarlas en una historia significativa:

> La mujer con el micrófono cantó una canción sobre el arcoíris mientras tocaba el ukelele.

A tu cerebro le encanta el significado. Si tomas lo que quieres recordar y lo envuelves en una historia, haciendo asociaciones con lo que ya sabes y te importa, o si lo ubicas en un momento especial en la narrativa de tu vida, harás que ese recuerdo sea resistente al olvido. Y si un recuerdo es significativo para ti, habrá más probabilidades de que pienses en él, lo compartas, lo uses y lo recuerdes. De esta manera, los recuerdos significativos a menudo se repiten y, por lo tanto, se vuelven aún más fuertes. Las palabras sin sentido de Ebbinghaus, que fueron rápidamente olvidadas, no tenían sentido. Pero si la información que queremos retener tiene significado, la curva de olvido adquiere una forma completamente diferente.

Piensa en una película que hayas visto recientemente pero que no te haya gustado tanto. Para mí sería *La La Land*. Por lo tanto, si me preguntaran cosas al respecto, me imagino un diálogo como el que sigue: ¿Cuántos detalles sobre esa película puedes recordar? «Recuerdo que los protagonistas eran Emma Stone y Ryan Gosling». ¿Cuál fue la trama? «Realmente no recuerdo de qué se trataba. Sé que cantaban y bailaban». ¿Recuerdas con quién la viste? «No». ¿Comiste palomitas de maíz o algún otro refrigerio mientras veías la película? «No lo recuerdo». ¿Qué día de la semana era? «Ni idea». ¿La viste durante un viaje en avión, en el cine o en casa? «Creo que la vi en un avión, pero también puede ser que la vi en casa». ¿Recuerdas alguno de los diálogos palabra por palabra? «Definitivamente no».

¿Por qué no puedo recordar esa película o un día como hoy pero del año pasado? La razón es que ni la película ni el día contenían suficiente significado como para quedarse en mi memoria. Lo más probable es que este día del año pasado haya sido rutinario, que haya incluido ir a Starbucks, escribir, almorzar, hacer mandados, actividades después de la escuela, cenar, pedirles a mis hijos una y otra vez que se laven los dientes antes de irse a dormir; demasiado cotidiano y similar a cientos de otros días. Para que los recuerdos de ese desayuno, esa lista de palabras, esa conversación, ese capítulo del libro, ese chai latte de Starbucks, esa película, permanecieran en mi memoria, tendrían que haber sido especialmente significativos (y, por lo tanto, haber sido tan importantes como para ser revisados, compartidos, repetidos, releídos e incluso *sobreaprendidos*), pero como no fue así, el tiempo los disolvió por completo, o los desvaneció en fragmentos vagos que se quedaron en la parte inferior de la curva del olvido. *La La Land* no me encantó, así que un año después no recuerdo casi nada de ella.

Ahora piensa en una película que te haya encantado cuando la viste y hazte las mismas preguntas. Nota la diferencia en tus respuestas, tanto en cantidad como en calidad.

El año pasado Joe, mi amiga Sara y yo vimos la película *Nace una estrella (A Star is Born)* en el cine Boston Common. Sara y yo comimos palomitas de maíz. Fuimos al cine caminando. Era octubre. Sara se sentó a mi izquierda y Joe a mi derecha, y todos nos sentamos a la derecha del centro, a una docena de filas del frente. Me encantó esta película. El impacto emocional me acompañó durante semanas. Sara y yo nos enviamos mensajes de texto al respecto, sobre el amor incondicional, la adicción y la vulnerabilidad. Canté junto con la música de la banda sonora en Spotify y escuché un pódcast donde Oprah entrevistaba a Bradley Cooper sobre la película. A diferencia de mi impresión de *La La Land*, creo que es poco probable que mis recuerdos de haber visto *Nace una estrella* se erosionen con el paso del tiempo, porque esta película fue significativa para mí.

Hoy, a medida que avance tu día, piensa en qué experiencias o información podrían ser lo suficientemente significativas como para resistir la prueba del tiempo. ¿De aquí a mañana, la semana que viene, el año que viene, o dentro de 20 años, recordarás algo de lo que aprendiste o lo que sucedió hoy? ¿O acaso el día de hoy se desvanecerá rápidamente en la oscuridad, en el punto más bajo de la curva del olvido de Ebbinghaus? ¿Cuántos de tus días se borrarán por completo a la larga?

11

OLVÍDALO

Solomon Shereshevsky, conocido en textos de neurociencia y psicología como «S., el hombre que no podía olvidar», tenía una memoria extraordinaria. El psicólogo ruso Alexander Luria probó y volvió a probar la capacidad de recordar de Shereshevsky durante un lapso de 30 años. Shereshevsky podía memorizar listas de números extremadamente largas o información sin sentido, páginas de poesía en idiomas extranjeros que no hablaba y fórmulas científicas complejas que no entendía. Y lo más sorprendente de todo es que, cuando Luria lo volvió a examinar años después, pudo volver a recordar estas listas en orden y sin errores.

Suena como un increíble superpoder, ¿no? Pero la extraordinaria capacidad de Shereshevsky para recordar cantidades asombrosas de información tenía un precio. Se sentía agobiado por el exceso de información, que a menudo era irrelevante, y tenía enormes dificultades para filtrar, priorizar y olvidar lo que no quería o no necesitaba. Su incapacidad para olvidar en varias ocasiones fue una profunda desventaja en su vida diaria.

Tendemos a vilipendiar el olvido. Lo presentamos como el malo en la épica batalla contra el héroe favorito de todos, el recuerdo. Pero el olvido no siempre es un signo lamentable de envejecimiento, un síntoma patológico de demencia, un fracaso vergonzoso, un problema de mala adaptación que hay que resolver, o incluso algo accidental. Y no siempre es beneficioso recordar hoy los detalles de lo que pasó ayer. A veces queremos olvidar lo que sabemos.

Olvidar es muy importante; nos ayuda a funcionar todos los días en toda clase de formas. Es una ventaja poder deshacernos de cualquier recuerdo innecesario, irrelevante, que nos estorbe o que incluso sea doloroso y nos pueda distraer, hacer que cometamos errores o que nos sintamos miserables. A veces necesitamos olvidar una cosa para poder prestar atención a otra y recordarla, en cuyo caso el olvido puede *facilitar* el tener una mejor memoria.

También tendemos a pensar que estamos configurados para olvidar. A menos que hagamos algo de manera activa para recordar cierta información, nuestro cerebro la olvidará en automático, fácilmente. Si pasamos de los 50 años todavía más. Y sí, olvidamos sin habérnoslo propuesto. Olvidamos lo que acaba de decir esa mujer porque no le prestamos suficiente atención. Nos olvidamos de recoger la ropa de la tintorería porque no creamos señales relevantes lo suficientemente fuertes. Si dejamos pasar demasiado tiempo sin hacer una revisión periódica de lo que aprendimos en la secundaria sobre la Revolución Industrial, nos olvidamos de casi todo. Somos las víctimas impotentes y pasivas del olvido. El olvido es algo que padecemos. Pero olvidar también puede ser algo ingenioso, activo, deliberado, motivado, dirigido y deseable.

Por ejemplo, cuando estoy haciendo la gira de presentaciones de algún libro o dando conferencias, suelo viajar mucho y puedo estar en una ciudad diferente cada noche. Si pudiera recitar los últimos cuatro números de habitaciones de hoteles en los que me alojé sería una hazaña impresionante, pero para mí, en realidad, cuando me encuentro ya en el ascensor del siguiente hotel es mejor haber podido olvidar el número de la habitación en la que pasé la noche anterior. Si cada número de habitación en el que me he alojado durante las últimas cuatro noches entra en mi conciencia cuando entro en ese ascensor, probablemente me confundiría y no sabría qué botón pulsar. Quiero olvidar cada número de habitación de hotel tan pronto como me vaya. Un sistema de memoria inteligente no solo recuerda la información, sino que también olvida activamente la que ya no es útil.

Del mismo modo, con dos niños pequeños y una hija en edad universitaria que normalmente va y viene con varios amigos de edad similar, que no paran de comer bocadillos, tengo que ir a la tienda muchas veces a la semana. Cada vez que salgo de la tienda empujando un carrito lleno de bolsas de comida, tengo que recordar: «¿Dónde estacioné mi auto?». Si en ese momento recuperara los recuerdos de dónde me estacioné el mes pasado, la semana pasada y ayer, tendría demasiada información irrelevante y no sabría a dónde ir. Solo quiero recuperar el recuerdo de dónde me estacioné hoy. Así que poder olvidar todos esos espacios anteriores resulta provechoso. Del mismo modo, querré olvidar dónde me estacioné hoy después de llegar a mi automóvil para no confundir el recuerdo de ese lugar con el del lugar donde me estacionaré mañana.

Olvidar este tipo de detalles rutinarios no es un déficit que debamos corregir o algo de lo que debamos preocuparnos. Imagina una lista de tus tareas diarias escrita en un pizarrón: ducharte, vestirte, tomar café, desayunar, ir al trabajo, estacionarte, etc. Esa pizarra está repleta de percepciones, información y experiencias al final de cada día. Olvidar lo cotidiano e intrascendente te ayudará a limpiar la pizarra y a hacer espacio para un nuevo día, y ello te facilitará retener y recordar las cosas de las que desees acordarte a continuación.

Pero no siempre es fácil. Por lo general el acto que asociamos con un desafío es el de recordar, pero olvidar también puede ser difícil. Cambié la contraseña de mi cuenta de Netflix hace aproximadamente un mes, y varias semanas después sigo sin poder hacer que mis dedos dejen de escribir la contraseña anterior cuando me lo pide el cursor. El recuerdo motriz de la vieja contraseña persiste, y está interfiriendo con la recuperación del recuerdo de la nueva contraseña y la formación de ese nuevo recuerdo motriz para mis dedos. Necesito olvidar la contraseña anterior y reemplazarla por la nueva.

Si hubiera podido hacer a un lado el recuerdo de esa vieja contraseña, el tiempo finalmente lo habría debilitado y desvanecido. Pero ahí está el problema. No he podido. Sigo activando y reforzando el recuerdo de la contraseña anterior cada vez que la escribo sin darme cuenta.

Si bien gran parte del olvido que experimentamos tiende a ser accidental y pasivo, puesto que se debe a la descomposición natural de las conexiones biológicas o a la falta de recuperación regular, en cada fase del proceso de la memoria existen formas de olvidar activamente lo que no deseamos recordar. Como antes describí, el primer paso para crear un recuerdo es codificar una experiencia o información. Tienes que percibir y prestar atención para crear un recuerdo. Entonces, la principal forma de olvidar intencionalmente es no prestar atención. No mires. No escuches. Busca algo en qué distraerte. De esa manera la información no se codificará. Como cuando, de niño, te tapabas los oídos y decías: «no oigo, no oigo, soy de palo». Poner atención en otra cosa es una muy buena forma de evitar retener las experiencias o información que queremos olvidar.

Pero digamos que sin querer le prestaste atención a esa información y esta se filtró en tu cerebro. En ese caso puedes descartarla de manera consciente o inconsciente, y olvidarla selectivamente durante el proceso de consolidación. Por ejemplo, tendemos a limitar la consolidación de información negativa sobre nosotros mismos, por lo que esta información nunca se almacena a largo plazo. Solucionamos las cosas que no nos favorecen y las olvidamos.

En un divertido estudio sobre el sesgo de positividad, los psicólogos les dieron a los sujetos una prueba de personalidad falsa. Las pruebas se «calificaban» y a cada sujeto se le presentaba el mismo resultado falso: una lista de 32 rasgos de personalidad que lo describían, algunos positivos y otros no tanto. Posteriormente se pidió a los sujetos que recordaran tantos rasgos como fuera posible.

¿Qué fue lo que recordaron? Todos recordaron muchos más rasgos positivos que negativos. Sin embargo, cuando se les dijo que los rasgos enlistados eran de otra persona, recordaron la misma cantidad de rasgos positivos y negativos. Esto se debe a que la mayoría poseemos un sesgo de positividad con respecto a cómo nos vemos a nosotros mismos. Así que tendemos a consolidar, de manera selectiva, las buenas cualidades sobre nosotros mismos, y luego a recordarlas; en tanto que tendemos a excluir activamente los defectos y, por lo tanto, a olvidarlos.

Ahora, ¿qué sucede si deseas olvidar un recuerdo que se consolidó y se almacenó a largo plazo? En este caso debes evitar la exposición a las señales y el contexto que pueden desencadenar su recuperación. Comienza por ignorarlo, no pienses en el recuerdo ni hables de él. No lo ensayes sin darte cuenta. Si percibes que estás empezando a cantar ese molesto jingle que pasan todo el día en la tele, deja de cantar. Cancélalo, cancélalo. No termines la canción, piensa en otra cosa. Trata de oponer resistencia a la activación de los circuitos neuronales de ese recuerdo no deseado, porque cada vez que lo recuperes por completo, lo vas a reforzar. Cuanto más puedas hacerlo a un lado, más se debilitará, y finalmente desaparecerá de tu memoria.

Por supuesto, decirlo es mucho más fácil que hacerlo, sobre todo para las personas que han experimentado un trauma. Las personas con trastorno de estrés postraumático (TEPT) no pueden dejar de recuperar, revivir y volver a consolidar los recuerdos no deseados, desafortunadamente, y sin saberlo, cada vez que lo hacen los fortalecen. Evitando activar ni siquiera la más pequeña parte de un recuerdo no deseado, en especial los aspectos emocionales de la experiencia, le damos al tiempo la oportunidad de hacer su magia, permitiendo así que el recuerdo se desvanezca. A algunas personas esto les parecerá imposible. Quienes padecen TEPT, por ejemplo, no pueden dejar de recordar la agresión sexual, el accidente automovilístico, el día del combate. No logran olvidar.

Otro enfoque que podría funcionar, y que posiblemente es más prometedor para olvidar los recuerdos traumáticos, implica que la persona continúe revisando el recuerdo pero con el fin de introducir cambios. Como antes se explicó, cada vez que volvemos a visitar un recuerdo de algo que sucedió, lo modificamos, luego lo consolidamos nuevamente y almacenamos la versión 2.0, lo que hacemos, en esencia, es reescribir el original. Por lo general no hacemos esta revisión de la memoria a propósito.

Pero ¿y si pudiéramos rediseñar ingeniosamente la versión 2.0 de modo que el recuerdo actualizado ya no contenga los detalles que provocan el trauma? ¿Qué pasaría si, guiados por un terapeuta capacitado, pudiéramos reformatear los recuerdos dolorosos en la etapa en que volvemos a consolidarlos, omitiendo los detalles que nos producen miedo y ansiedad?

Sabemos que la memoria episódica tiende a editar los recuerdos, así que tal vez podríamos aprovechar esa tendencia para reemplazar los recuerdos dolorosos por versiones más amables, gentiles y emocionalmente neutrales de lo que sucedió.

Si no puedes evitar percibir las pistas o el contexto, o visitar un recuerdo que no te agrada una y otra vez, haz lo que dice Elsa de la película *Frozen*: *let it go* (déjalo ir). Dile a tu cerebro: «Olvida esto. No lo guardes. Déjalo ir», tal vez te obedezca. La *autoinstrucción* puede funcionar, y se cree que funciona tanto para desviar la consolidación antes de que se complete la creación de nuevos recuerdos como para activar programas de señalización neuronal que borran deliberadamente los recuerdos ya formados.

La visualización también puede ayudar cuando se trata de olvidar a propósito. Como cargaba con demasiada información, Shereshevsky estaba desesperado por librar a su cerebro de recuerdos superfluos e indeseados. Con ese fin empezó a imaginar que sus recuerdos no deseados se incendiaban, que la información se convertía en llamas y humo, y no quedaba nada más que cenizas. Muy buenas imágenes, pero, desafortunadamente para él, los recuerdos se obstinaron en permanecer grabados en su cerebro.

Sin embargo, no se rindió, volvió a intentarlo imaginando que los recuerdos que quería olvidar estaban escritos como información sin sentido trazada con tiza blanca en un pizarrón. Luego se imaginó borrando la imagen hasta dejar limpio el pizarrón. Esta visualización sí funcionó. A través de las imágenes y su uso intencional para eliminar un recuerdo de la conciencia, Shereshevsky, un hombre famoso por recordarlo todo, pudo por fin olvidar.

Para cambiar recuerdos motrices pegajosos, como escribir una contraseña antigua o el hábito de un golpe de golf que aprendiste incorrectamente, por nuevos recuerdos, se requiere una estrategia diferente. Debido a que los recuerdos motrices se realizan sin instrucciones conscientes, estas habilidades procedimentales memorizadas serán impermeables a la solicitud consciente de que se larguen. En este caso, para poder reemplazar nuestra contraseña anterior con una nueva o un *swing* de golf antiguo con un mejor golpe, tendremos que aprender las nuevas versiones de la misma manera que aprendimos las anteriores: con práctica, práctica y más práctica. Escribe la nueva contraseña una y otra vez hasta que tus dedos prefieran automáticamente la versión 2.0. Sigue balanceando el palo de golf hasta que el nuevo movimiento se vuelva automático y se reescriba el recuerdo motriz.

¿Qué factores intervienen en el olvido motivado? Realmente no lo sabemos. Aunque la neurociencia del olvido intencional todavía está en su infancia, cuando finalmente comprendamos la manera en que el cerebro olvida de manera activa, quizá tengamos una mejor comprensión de los trastornos neurológicos y enfermedades mentales, como el TEPT, la depresión, el autismo, la esquizofrenia y la adicción. En todas estas condiciones la incapacidad para olvidar las señales asociadas con los recuerdos resulta ser una mala adaptación.

Así que, si bien todos queremos tener una memoria increíble, no podemos poner toda la responsabilidad ni darle todo el crédito a la capacidad de recordar. Un sistema de memoria que funcione de manera óptima implica un equilibrio finamente orquestado entre la capacidad para almacenar y eliminar datos: recordar y olvidar. Cuando estas capacidades de la memoria están equilibradas de manera óptima, el cerebro no recuerda todo. Retiene lo que es significativo y útil, y descarta lo que no lo es. Mantiene la señal y elimina el ruido. Tomando esto en cuenta, podríamos concluir que es probable que nuestra capacidad para olvidar sea tan vital como nuestra capacidad para recordar.

12

ENVEJECIMIENTO NORMAL

Es normal, a cualquier edad, que sintamos que olvidamos algo porque nuestra memoria no nos trae el recuerdo, lo cual puede pasar por varias razones: no prestamos atención al suceso, no tenemos las claves o el contexto correctos para recordarlo, fue rutinario o intrascendente, nunca practicamos, no dormimos lo suficiente o estamos demasiado estresados, o bien, porque ha pasado demasiado tiempo desde que sucedió. Pero a medida que envejecemos, el olvido se vuelve, bueno, más viejo.

Probablemente habrás notado que, a medida que vas envejeciendo, en tu cuerpo se van produciendo algunos cambios no tan agradables, tanto en su apariencia como en su rendimiento. Puede ser que tu cabello se esté volviendo gris, que las patas de gallo estén empezando a invadir las comisuras de tus ojos, y que entre tus cejas se esté formando lo que parece ser una trinchera . Quizás ya no puedes leer las instrucciones de lavado en las etiquetas de la ropa sin anteojos y ahora el maratón te toma más tiempo que el año pasado. Ah, sí, y sientes que tu memoria ya no es tan poderosa como solía ser, por decirlo con amabilidad.

Impredeciblemente lenta, poco confiable y hasta inconsciente, tu memoria puede estar actuando como un mal empleado: casi siempre llega tarde y no está preparado para las reuniones, no contesta el teléfono y a menudo se queda dormido y babeando en su escritorio. Tu memoria no siempre actuó de esta manera (o eso crees recordar). Solía hacer muy bien su trabajo, pero últimamente su rendimiento ya no es tan bueno.

Tu queja más frecuente en relación con tu memoria es que a menudo tienes dificultades para encontrar las palabras que estás buscando, las cuales puedes tener o no en la punta de la lengua. Cuando eso sucede la conversación se detiene y se produce un incómodo silencio mientras tú, frustrado y avergonzado, y frente a la audiencia que espera expectante, tratas de recordar lo que ibas a decir. En esos momentos sientes como si todos los circuitos de tu cerebro se hubieran detenido, y si tratas de imaginar lo que está pasando dentro de tu cabeza, solo puedes pensar en esa rueda giratoria de la muerte que aparece cuando no tienes conexión a internet y tu video no carga.

A la larga, afortunadamente, la palabra aparece en tu conciencia. La recuerdas y el alivio que sientes es palpable. Pero te quedas con un factor estresante persistente, el cual conlleva más aprensión. ¿Por qué te está fallando la memoria?

Lo más probable es que este episodio sea un ejemplo de olvido normal, aún más si eres una persona de mediana edad, y que no haya necesidad de ir con un neurólogo. Solo un inocente momento de la vida adulta, un signo de que tu sistema de memoria está envejeciendo y no un síntoma de alguna patología.

Empecemos por las buenas noticias. La capacidad de la memoria no disminuye en todos los ámbitos a medida que envejecemos. Por ejemplo, el envejecimiento no degrada la memoria motriz. No dejarás de saber andar en bicicleta cuando cumplas 50 años y, salvo que desarrolles alguna enfermedad o algo te cause una lesión cerebral, cuando tengas 90 seguirás sabiendo cómo vestirte, alimentarte, usar el teléfono, escribir correos electrónicos a tus nietos y leer este libro. Los recuerdos motrices son estables a través de distintas edades. Sin embargo, es posible que tu ejecución no sea como solía ser. Quizá los músculos de tu cuerpo se hayan vuelto más débiles y menos flexibles, que ya no te respondan tan rápido como antes, que ya no veas ni escuches tan bien como cuando eras más joven. Pero aún sabes cómo hacer las cosas que aprendiste... si tan solo tu cuerpo envejecido aún estuviera a la altura de la labor.

En general, los adultos mayores poseen un depósito de recuerdos semánticos (vocabulario e información aprendida) más grande que los adultos más jóvenes. Con la edad acumulamos conocimiento, afortunadamente con esto no pasa lo mismo que con el colágeno en el rostro. Los mayores saben más que los jóvenes. Y nuestra capacidad de consolidar y almacenar recuerdos semánticos no disminuye a medida que envejecemos. ¿Recuerdas a Akira Haraguchi, el ingeniero jubilado de Japón que recitaba pi hasta 111 700 dígitos de memoria? Tenía 69 años cuando logró esta hazaña. Los cerebros sanos siguen siendo capaces de ejecutar asombrosas proezas de memoria incluso a medida que envejecen.

Pero como era de esperarse, muchas funciones de la memoria normalmente disminuyen a medida que envejecemos. Volvamos al resfriado común del olvido, es decir, a todas esas palabras que desaparecen misteriosamente. «¿Cómo se llama?». El olvido normal relacionado con la edad se vuelve más pronunciado a medida que pasan los años, y la frecuencia de momentos de bloqueo suele aumentar alrededor de los 40 años. Si no tienes las pistas óptimas, o peor aún, si no tienes ninguna, y no se te pide que reconozcas un rostro o elijas la palabra correcta entre las opciones A, B o C, pero necesitas que tu cerebro simplemente recuerde algo que estás seguro de que sabes, esta tarea de la memoria se vuelve más difícil a medida que envejeces.

Aunque nuestra capacidad para recordar puede parecer que va declinando a medida que envejecemos, por fortuna el reconocimiento y la familiaridad son estables. No recuerdo el nombre del actor que protagonizó *Los Soprano*, pero no tendré problemas para reconocer su nombre si me muestran la respuesta, incluso pasadas unas décadas. El reconocimiento intacto también revela que esta información semántica aún está almacenada y a salvo en mi cerebro, y que este recuerdo no se ha desvanecido con la edad. La palabra está en mi cabeza, solo que bloqueada. Pero es un hecho que a medida que se acumulan los años, se nos dificulta más obtener la información.

También es normal que a medida que envejecemos disminuya la recuperación de recuerdos episódicos. Olvidamos más detalles de los sucesos, pero nuestros recuerdos son tan precisos (e inexactos) como los de las personas más jóvenes. Como señalé cuando, en el capítulo 9, expuse el tema de la memoria prospectiva, todos somos bastante malos para recordar de manera confiable lo que pretendemos hacer más adelante, y después de los 50 años este desempeño nada estelar solo empeora. Escribir lo que necesitas recordar más tarde no es un signo de debilidad o motivo de vergüenza a ninguna edad. Es solo sentido común.

Con los años también experimentamos una notable disminución en la memoria de trabajo, tanto en el bucle auditivo como en la agenda visoespacial. Esto significa que nuestra capacidad para retener información en la memoria de trabajo, como un número de teléfono o una contraseña de wifi, va a ser mayor a los 40 que a los 60 años, pues con el aumento de la edad vamos a tener más dificultades para ello. Esto se debe a que la información se evapora del presente más rápido a medida que envejecemos .

La velocidad a la que procesas la información, por su parte, normalmente también comienza a disminuir a partir de los 30 años, lo cual significa que no solo vas a necesitar más tiempo para adquirir nuevos conocimientos, sino también para recuperar la información almacenada. Tu capacidad para prestar atención también disminuye a medida que envejeces. Por lo tanto, a los 50 años vas a tener menos capacidad que a los 30 para bloquear los estímulos que te distraen, y como para crear nuevos recuerdos necesitas prestar atención, vas a enfrentar más dificultades para recordar.

La recuperación también recibe un golpe en esta etapa. Décadas antes de que mi abuela presentara signos de Alzheimer, a menudo me llamaba Anne, Laurel o Mary. Tenía cinco hijas, cuatro nueras y muchas nietas más. A medida que iba envejeciendo, cada vez que intentaba recuperar mi nombre, se le dificultaba más ignorar estos nombres que la distraían, compitiendo por su atención, porque de alguna manera se relacionaban con el mío.

A medida que envejeces también te vuelves menos capaz de prestar atención a más de una cosa a la vez. De modo que si suceden dos cosas al mismo tiempo, disminuye la probabilidad de que recuerdes una de ellas, y mucho menos ambas. También se vuelve más difícil recordar las nuevas asociaciones entre piezas de información que no estaban previamente relacionadas. Por ejemplo, puedes recordar la asociación mono-banana tan bien como la gente más joven, pero es menos probable que recuerdes mono-avión.

La recuperación comienza a ponerse lentes color de rosa a medida que envejecemos, y mostramos una tendencia cada vez mayor a recordar las cosas buenas y olvidar las malas. Por ejemplo, se mostró a un grupo de jóvenes y adultos mayores una serie de imágenes con contenido emocional positivo, neutro o negativo, después se les pidió que enumeraran las imágenes que recordaban. Como era de esperarse, en general las personas mayores recordaron menor cantidad de imágenes que las jóvenes. El grupo de jóvenes recordó mejor las fotos con contenido emocional que las imágenes neutras, y ambos grupos recordaron igualmente bien las imágenes positivas y negativas. Pero el grupo de adultos mayores recordó el doble de imágenes positivas que negativas, y la cantidad de fotos negativas que recordaron fue aproximadamente igual que la cantidad de imágenes neutras. Cuando se les mostraron las fotos con contenido emocional negativo de las que no se acordaron, las personas mayores las reconocieron fácilmente. Entonces, *sí* tenían recuerdos de estas fotos, pero cuando se les pidió que recordaran lo que habían visto, estas imágenes con contenido emocional negativo no fueron conscientemente recuperables para ellos.

Seguramente debe haber algo que podamos hacer para combatir los efectos del envejecimiento en el rendimiento de la memoria, que son normales pero corrosivos. Estas disminuciones en la creación, recuperación y velocidad de procesamiento de información de la memoria no son completamente inevitables, ¿verdad? La respuesta a esto no te va a gustar, pero tal parece que, *en última instancia*, sí lo son. Si en tu dieta diaria predominan las donas, si solo corres si alguien te persigue, si acostumbras sacrificar horas de sueño por ver temporadas completas del último programa en Netflix hasta las tres de la mañana y te la pasas estresado, definitivamente acelerarás el envejecimiento de tu memoria. Pero si haces lo contrario, es decir, si sigues una dieta mediterránea o MIND (una combinación de la dieta mediterránea y la dieta DASH, de la que hablaré más adelante en este libro), haces ejercicio con regularidad, meditas todos los días y duermes ocho horas por noche, sin duda mejorarás el rendimiento de tu memoria a corto plazo. Probablemente también extenderás la vida útil de tu memoria juvenil. Estas opciones de estilo de vida saludables también pueden prevenir la demencia. Pero tu estilo de vida no puede evitar para siempre que el bote viejo y agujereado se llene de agua.

Piensa en tu piel como una analogía. Si te asoleas todos los días sin protector solar, tu piel envejecerá más rápido que si usas sombrero, protector solar y evitas lo más posible salir a exponerte al sol. Pero, a la larga, no importa lo que hagas, si vives lo suficiente, tanto tu piel como tu memoria van a envejecer. Y así, igual que algunos nos arrugamos y adelgazamos más o menos que otros, tu memoria se verá afectada por la edad de manera diferente a la de otra persona de tu misma edad. Algunas personas de 70 años tienen una memoria más aguda y receptiva que otras de 60 años. Aun así, es probable que el rendimiento de la memoria de estas mismas personas sea más lento y menos poderoso que cuando tenían 30 años.

Por otro lado, ¿el adagio de «úsalo o piérdelo» se podrá aplicar a tu cerebro en envejecimiento? ¿Mantenerte mentalmente activo puede preservar el rendimiento de tu memoria a medida que envejeces? Si bien mantenernos cognitivamente activos es una herramienta útil para desarrollar un cerebro resistente al Alzheimer, no hay datos convincentes que respalden que hacerlo previene o retrasa cualquiera de los cambios normales que ocurren en la memoria con el envejecimiento.

Algunos estudios que involucran a ajedrecistas de élite, profesores, pilotos y médicos (personas que continúan «usando» su memoria) mostraron una disminución en la memoria y el rendimiento general de la misma con la edad, incluso en su área de especialización. La precisión del plegado de papel de origami disminuyó un cuatro por ciento por década tanto en arquitectos como en no arquitectos, a pesar de que los primeros todavía usaban regularmente sus habilidades de memoria espacial en sus trabajos.

Mucha gente juega a los llamados juegos mentales con la esperanza de mantener su memoria en buen estado, pero el rendimiento y el tiempo dedicado a estos juegos no se traduce en una aptitud mental generalizada. Mejorarás haciendo esos ejercicios cognitivos particulares, pero aún te quedarás perplejo tratando de recordar el nombre del actor que interpreta a Tony Soprano. Jugar juegos de memoria tampoco te vacuna contra las fallas en la memoria que experimentarás con el envejecimiento normal. Las personas que pasan tiempo haciendo crucigramas no tienen menos probabilidades de experimentar disminuciones, relacionadas con la edad, en la función de la memoria, que aquellas que no los hacen.

Pero la buena noticia es que, aunque el envejecimiento es una parte inevitable de la vida de un ser humano, y muchas de las funciones de la memoria disminuyen naturalmente con la edad, tu experiencia general no tiene que ser una de deterioro de la memoria. El uso de las estrategias y conocimientos que has leído en este libro (prestar atención, disminuir las distracciones, ensayar, autoevaluarse, crear significado, usar imágenes visuales y espaciales, llevar un diario) mejorará la memoria a cualquier edad. Es posible que tengan un efecto menos poderoso en el rendimiento de tu memoria a los 70 años que el que tendrían si tuvieras 30, pero aún funcionan. Akira Haraguchi podría haber memorizado pi hasta 200 000 dígitos si lo hubiera intentado cuando tenía 29 años, pero lo que su memoria de 69 años pudo recordar a través de la repetición, el enfoque, las imágenes visuales y la historia sigue siendo fenomenalmente impresionante. Estas herramientas también están disponibles para tu memoria, a cualquier edad. Solo tienes que usarlas.

13

ALZHEIMER

«Hace dos semanas desperté junto a mi esposa de 34 años y me tomó 10 minutos descubrir quién era. Sabía que era alguien importante, pero no podía unir las piezas». Esta es solo una de las innumerables y devastadoras fallas de memoria que mi amigo Greg O'Brien ha compartido conmigo. Greg, que es un aclamado periodista, se presentó conmigo hace varios años en un correo electrónico. Por lo que me decía en su nota, parecía que tenía la intención de cortejarme y asombrarme, y justo cuando estaba pensando eso, leí:

> No se deje impresionar demasiado por la articulación de este correo. Tardé unas dos horas en escribirlo. Hace años lo habría escrito en cinco minutos o menos. Pero valió la pena el tiempo.

Greg tenía dos años de haber sido diagnosticado con Alzheimer temprano, a la edad de 59 años. La gente me pregunta regularmente si existe una diferencia clara entre el olvido debido al envejecimiento normal y el olvido debido al Alzheimer. ¿La respuesta? Definitivamente sí.

Ese primer correo electrónico de Greg fue el comienzo de una de las mejores amistades de mi vida. A lo largo de los años, a medida que esta enfermedad le va robando la memoria progresivamente, hemos hablado de casi todo: lo bueno, lo malo, lo feo y lo realmente horrible. Hubo una vez que nos vimos en una cafetería en pleno invierno y llegó con la ropa empapada. Cuando lo abracé y sentí la humedad fría de su camisa en mis manos, le pregunté: «¿Qué te pasó?». Cuando sacó su ropa de la secadora en casa, todavía estaba mojada, y como no pudo recordar cómo hacer funcionar la máquina ni orientar su pensamiento hacia un nuevo plan que involucrara sacar ropa seca de su armario, Greg se vistió con la ropa mojada.

En otra ocasión, estábamos juntos en una firma de libros cuando se inclinó y me susurró: «No recuerdo cómo se escribe la letra Q». La tracé en un trozo de papel y se lo pasé por debajo de la mesa, como un niño que se porta mal en clase.

Antes, cuando aún conducía y yo lo reprendía cariñosamente para que dejara de hacerlo, una vez volcó su camioneta al desviarse para no atropellar a un ciervo que cruzó de repente la carretera. Según me dijo después, lo primero que pensó mientras estaba boca abajo, momentos antes de lo que podría haber sido su muerte, fue: «Lisa Genova me va a matar».

Entonces, ¿qué está pasando dentro del cerebro de Greg? El deterioro de la memoria debido a la enfermedad de Alzheimer (a menudo llamado demencia, un término general que incluye déficits en la memoria, el lenguaje y la cognición) no es causado por disminución en la velocidad de procesamiento o de la atención. En las etapas iniciales de la enfermedad de Alzheimer la demencia es resultado de una guerra molecular en las sinapsis neuronales involucradas en la consolidación y recuperación de recuerdos, lo cual hace que esas conexiones sean intransitables. En etapas posteriores de la enfermedad, el olvido es causado por la muerte y pérdida de las propias neuronas.

Aunque las causas moleculares del Alzheimer aún se debaten, la mayoría de los neurocientíficos cree que la enfermedad comienza cuando una proteína llamada beta amiloide comienza a formar placas en nuestras sinapsis. En la primera parte de la enfermedad, la persona está felizmente inconsciente. Durante esta etapa, que empezó hace muchos años, Greg no experimentaba ningún síntoma de olvido anormal. Creemos que se necesitan de 15 a 20 años de acumulación de placas de amiloides, aparentemente inocente, antes de que alcance un punto de inflexión y desencadene una cascada molecular que cause enredos, neuroinflamación, muerte celular y olvido patológico.

Imagina las placas de amiloides como un fósforo encendido. El fósforo encendido por sí solo no causa ningún problema, pero en el punto de inflexión, el fósforo prende fuego al bosque. Entonces, con la enfermedad de Alzheimer, el cerebro está en llamas y se empieza a experimentar una pérdida de memoria significativa y anormal.

Por el lado positivo, nuestros cerebros tardan mucho tiempo en desarrollar la enfermedad de Alzheimer. Pero aquí están las malas noticias: si tienes más de 40 años, es probable que tengas placas de amiloides acumuladas en tu cerebro en este momento. Antes de que estas placas se acumulen hasta el punto de inflexión, tus lapsos de memoria podrían verse así:

¿Por qué entré a esta habitación?
Ay, ¿cómo se llama?
¿Dónde dejé mis llaves?

Completamente enloquecedor, pero cien por ciento normal. Después del punto de inflexión, las fallas en la función de la memoria son notablemente distintas al olvido normal. Mucho más allá del punto de inflexión, Greg olvida regularmente lo que sucedió hace unos minutos, lo que él o yo acabamos de decir y lo que sucedió ayer.

«Despierto por la mañana y no puedo recordar lo que hice», dice. «Me pasa todo el tiempo. O estoy escribiendo en una cafetería y alguien que conozco viene a saludarme. Charlamos. Luego, una hora más tarde, esa persona se acerca de nuevo y le digo: «Qué gusto verte. ¿Cómo estás?» Y la persona responde: «Ya hablamos hace una hora». Y yo no recuerdo la conversación, ni siquiera recuerdo haber visto a esa persona».

El Alzheimer comienza en el hipocampo, que, como ya sabes a estas alturas, es una estructura cerebral esencial para la formación de nuevos recuerdos conscientes. Por lo tanto, el primer síntoma del Alzheimer suele ser olvidar lo que sucedió hoy o incluso hace unos momentos, y a eso se debe que las personas con esta enfermedad repiten la misma historia o preguntan una y otra vez. Este tipo de olvido rápido no es normal. Los recuerdos más antiguos ya formados están a salvo por el momento, pero la nueva información que normalmente el hipocampo consolidaría y convertiría en un recuerdo duradero que estaría disponible más adelante para su recuperación, se pierde. Las personas con Alzheimer pueden olvidar lo que almorzaron hace una hora (o incluso que almorzaron) y aun así ser capaces de contarte con gran detalle la historia de algo que les ocurrió camino a la escuela hace 60 años.

Pero todos hemos experimentado lo que se siente olvidar algo que acaba de decir tu pareja, perder el hilo de nuestros pensamientos en una conversación, no recordar si apagaste el horno hace cinco minutos. ¿En qué se diferencian estos lapsos de olvido cotidianos del Alzheimer? Si no tienes Alzheimer y prestas atención a lo que dice tu pareja, vas a recordar lo que dijo (de verdad, inténtalo). Pero a Greg prestar atención a lo que digo no le garantiza nada. Cuando tienes Alzheimer, hacer nuevos recuerdos es difícil, y cada vez se va volviendo más difícil porque hay menos hipocampo disponible para hacer el trabajo.

La incapacidad para recuperar las palabras correctas es otro síntoma temprano de la enfermedad de Alzheimer. Pero, como ya te dije, es normal tener esos momentos de «Ay, ¿cómo se llama?», y estos típicamente aumentan en frecuencia con la edad. Entonces, ¿cómo puedes saber si estás experimentando un momento de bloqueo normal o Alzheimer la próxima vez que no recuerdes el nombre del actor que interpretó a Tony Soprano?

Los jóvenes de 25 años experimentan varias fallas de recuperación del tipo bloqueo PDL a la semana, y la frecuencia con la que esto les ocurre aumenta con el envejecimiento, pero Greg, a los 69 años, experimenta este tipo de bloqueo de palabras docenas de veces al día. No hay pistas. La primera letra no se pone de pie ni alza la mano. Y, en lugar de solo quedarse perplejo con la mayoría de los nombres propios, Greg olvida palabras comunes tan a menudo como lo hace con los nombres.

Convivir con alguien que sufre de Alzheimer en esta fase puede sentirse como un juego de charadas frustrante.

¿Empacaste eso?
¿Qué cosa?
Eso. La cosa con la que te lavas los dientes.
¿El cepillo?
¡Sí!

Además, las personas con Alzheimer comienzan a usar palabras cada vez más simples. *Bolsa* en lugar de *maleta* o *equipaje*. *Papel* o *cosa* en lugar de *documento*.

Esta clase de bloqueo no es un mero inconveniente incómodo e identificable; se trata de una pérdida de memoria profunda y disruptiva. Esto es demencia. Por ejemplo, en la etapa de la enfermedad en la que está Greg, si ve a una persona a quien ha conocido la mayor parte de su vida en un entorno donde no espera verla, 70 por ciento de las veces no puede pensar en su nombre. Su mente se queda en blanco.

> Cuando le digo a la persona que tengo un problema de memoria, ella casi siempre me responde: «No te preocupes, Greg», y luego me dice su nombre, y generalmente después me da un abrazo. Tal vez este sea el comienzo de una cultura más informada respecto a este tipo de padecimientos, porque no creo que me abracen porque me tienen lástima, sino porque entienden que ellos podrían enfrentar el mismo problema algún día.

Antes de tener Alzheimer, cuando intentaba recordar un nombre o una palabra bloqueada, Greg solía hacer lo que casi todos hacemos: buscar en su cerebro. Recorrer las letras del alfabeto. Navegar a través de los circuitos neuronales en un intento de cazar o incluso tropezar con el circuito conectado a la palabra. «Espera. Sé que está ahí. Si pudiera activar las neuronas correctas…». Con la enfermedad de Alzheimer, Greg sabe que la palabra no va a salir a la superficie por sí sola, porque se está ahogando en el turbio lodazal de la enfermedad.

Entonces, pasa por alto su cerebro y mejor busca en Google:

> Siempre tengo mi laptop a la mano. Juego a las charadas con Google: «suena como…» para describir el nombre, el evento o el lugar en general. Entonces, si estoy tratando de recordar la palabra Broadway, escribiré «Lugares

> en Nueva York para entretenimiento», a ver qué aparece. Si no lo encuentro, podría agregar «Donde cae la bola en Nueva York en la víspera de Año Nuevo». Obtendré «Times Square» como resultado. Luego escribiré «Times Square en Nueva York» o «Mejores obras en Nueva York».
>
> Claro, a menudo caigo en alguna madriguera de conejo y nunca encuentro lo que estaba buscando. Si me pierdo o me distraigo, presiono el botón de retroceder una y otra vez para volver sobre mis pasos. A veces puedo averiguar lo que estaba buscando de esa manera. A veces, simplemente se va.

Desafortunadamente, el Alzheimer no se queda solo en el hipocampo. Emprende un viaje asesino por carretera, invadiendo otras regiones del cerebro. A medida que se propaga a los lóbulos parietales, donde se procesa la información espacial, las personas con Alzheimer comienzan a perderse en lugares familiares. Si has leído *Still Alice*, tal vez recuerdes que el Alzheimer estaba interfiriendo con la recuperación de los recuerdos espaciales de Alice cuando repentinamente se encontró perdida en Harvard Square, un vecindario que había conocido como su hogar durante 25 años. (En la película, en la que se trasladó esta historia a la ciudad de Nueva York, Alice se desorientó y se perdió en el campus de la Universidad de Columbia).

El Alzheimer también comprometerá los circuitos neuronales en las cortezas prefrontal y frontal, las partes del cerebro más recientemente desarrolladas. Con estas regiones afectadas, las personas experimentan deficiencias en el pensamiento lógico, la toma de decisiones, la planificación y la resolución de problemas. Cuando Greg no pudo redirigir su pensamiento hacia un plan que implicaba usar la secadora o buscar ropa seca en lugar de ponerse la ropa mojada, estaba experimentando Alzheimer en su corteza frontal.

También comenzamos a ver problemas de memoria que surgen de una capacidad comprometida para prestar atención. Las personas con Alzheimer empiezan a perder sus llaves, billeteras, teléfonos, anteojos, laptops y dinero. Como humanos distraídos en el mundo actual, todos experimentamos regularmente esta clase de momentos. ¿Cómo podemos saber si estas son situaciones normales o síntomas tempranos de la enfermedad de Alzheimer?

Si al final encuentras tus llaves en la mesa junto a la puerta principal, o en el bolsillo de tu abrigo, tu momento de olvido probablemente sea normal. Frustrante, pero nada de qué preocuparse. Lo más probable es que no hayas prestado atención a dónde las pusiste. Tus niveles de placa de amiloides todavía están por debajo del punto de inflexión.

Si, en cambio, encuentras tus llaves en el refrigerador, este episodio es más preocupante. Si encuentras tus llaves y piensas por un momento «¿Para qué son estas?», entonces lo que estás experimentando no es un signo de envejecimiento normal de la memoria. Olvidar para qué se usan las llaves es una falla de memoria semántica que podría ser un síntoma de alguna patología en tu sistema de memoria.

Anteriormente compartí una historia sobre no poder encontrar mi automóvil en un estacionamiento. Estaba apurada y no presté atención al lugar donde me estacioné antes de salir corriendo para dar mi conferencia. Menos de dos horas después, regresé al estacionamiento y no recordaba dónde había dejado mi auto. Subí y bajé rampas sin suerte. Justo cuando llegué a la conclusión de que habían robado mi auto, lo encontré. Pero si me tardé en encontrarlo no fue por una falla en la recuperación de la memoria, sino porque no puse atención en el momento de estacionarme. En realidad no había olvidado nada, ya que ni siquiera formé un recuerdo del lugar en donde lo dejé porque me distraje por completo.

Pensemos ahora en la experiencia de Greg. Una vez, cuando aún conducía, abordó su camioneta amarilla y condujo hasta un vertedero de basura. Salió, tiró su basura y luego se quedó allí, perplejo, preguntándose cómo iba a regresar a casa. En aproximadamente un minuto olvidó que condujo hasta allí. Su camioneta estaba esperando justo frente a él, pero ni siquiera esta señal, la más obvia de todas, pudo activar su memoria episódica (acabas de conducir hasta el vertedero), y tampoco su memoria semántica (esa camioneta amarilla de ahí te pertenece).

Trató de buscar la mejor solución posible al problema y pensó en sus opciones. «Podría llamar a Connor (su hijo). Podría caminar. Podría pedirle a alguien de aquí que me lleve. Busqué a alguien que me llevara a casa, sin recordar nunca que conduje hasta ahí. Sin darme cuenta de que estaba parado justo enfrente de mi camioneta amarilla».

Y luego, de repente, de alguna manera, la señal encontró una vía neuronal que no estaba bloqueada por la enfermedad y desencadenó la activación de los recuerdos. «Un momento, esa es mi camioneta. Conduje hasta aquí. Puedo conducir a casa. La luz se apaga en el cerebro y luego, por fortuna, vuelve a encenderse». Momentáneamente.

El Alzheimer también ensucia la amígdala y el sistema límbico, las regiones del cerebro que controlan el estado de ánimo y las emociones. Así que el dolor, la ira y la lujuria pueden desregularse y desinhibirse. Tu papá, que siempre fue muy tranquilo, con la enfermedad puede desarrollar propensión a aterradores ataques de ira. Greg experimenta ira regularmente. Mi abuela empezó a tocar a todos los hombres guapos del supermercado.

El Alzheimer también invade los circuitos que albergan los recuerdos motrices. Cuando esto sucede, las personas con Alzheimer olvidan cómo hacer las cosas que aprendieron a hacer. Greg olvidó cómo escribir la letra *Q*. Mi abuela olvidó cómo administrar su chequera, cómo jugar al bridge y cómo cocinar. A la larga, las personas con Alzheimer olvidarán cómo vestirse, cómo ir al baño, cómo comer un cono de helado y cómo tragar los alimentos.

Si bien el Alzheimer primero interfiere con la formación de nuevos recuerdos, a la larga, y de alguna manera más trágicamente, destruye las redes de conexiones neuronales que albergan nuestros recuerdos más antiguos ya almacenados. En esta etapa mi abuela ya no sabía quién era yo. Temo el día en que Greg ya no me recuerde. A falta de una cura, ese día triste sin duda llegará.

La progresión desde los primeros síntomas de olvido hasta la etapa terminal del Alzheimer toma un promedio de ocho a diez años. A la larga esta enfermedad deteriora profundamente la formación y recuperación de todo tipo de recuerdos. Olvidar debido a la enfermedad de Alzheimer es algo catastrófico, trágico y fuera de lo normal, y se puede extender a todos los recuerdos.

TERCERA PARTE

Mejorar o deteriorar

14

PONLO EN CONTEXTO

Recordar u olvidar algo depende de muchos factores. Como ya aprendiste, la creación de un recuerdo requiere poner atención. Eso es lo primero que puedes hacer para mejorar tu memoria a cualquier edad, y la falta de atención la afectará. Siempre. También has visto que el ensayo, la autoevaluación, las imágenes visuales y espaciales, la mnemotecnia, la sorpresa, la emoción y el significado mejoran la memoria. ¿Qué más aumenta o bloquea la formación y recuperación de la memoria? A menudo nuestra capacidad de recordar también depende del contexto.

Sin mis anteojos, ya no puedo leer los menús, las instrucciones de lavado en las etiquetas de la ropa, las etiquetas de los frascos de medicamentos ni los libros. La otra noche, mientras me acomodaba en la cama, emocionada por acurrucarme con el siguiente capítulo del libro que estoy leyendo, me di cuenta de que no me acerqué mis anteojos. Suspiré. «Probablemente los dejé en la cocina».

Salí de la cama, bajé las escaleras, entré en la cocina y encendí las luces. Miré a mi alrededor, totalmente perpleja. No tenía idea de por qué estaba en esa habitación.

Mi cerebro comenzó a jugar al detective. Sabía que me había levantado de la cama y había bajado a la cocina a buscar algo. ¿Pero qué? Examiné la habitación: refrigerador, tostadora, plátanos en un tazón, mi chaqueta colgada en el respaldo de uno de los taburetes. No se me ocurría nada. ¿Vine aquí por algo de comer? No. ¿Por agua para tomar? No. No podía recordar.

Me rendí y regresé a mi habitación, y entonces... ¡Bum!, lo recordé: «¡Mis lentes!». Otra vez abajo. Al menos hice algo de ejercicio.

Olvidar la razón por la que entraste a una habitación es una de las quejas de fallas de memoria más comunes que escucho, justo después de olvidar nombres y dónde pusiste las llaves y el celular. Todos hemos experimentado la sensación de entrar en una habitación solo para rascarnos la cabeza con estupefacto asombro. ¿A qué vine aquí?

¿Por qué ocurre esto? En mi ejemplo, literalmente tuve el pensamiento «Ve a buscar tus lentes a la cocina» solo unos segundos antes de llegar allí. ¿Cómo es que este pensamiento, este recuerdo, se evaporó tan rápido de mi mente? ¿Por qué mis recuerdos de lo que pretendía hacer fallaron en la cocina y tuvieron éxito momentos después en el dormitorio? ¿Por qué tuve que pensar y pensar en vano en la cocina pero, en mi habitación, recordé lo que quería al instante y sin esfuerzo?

La respuesta tiene que ver con el contexto. La recuperación total de un recuerdo es mucho más fácil, rápida y probable cuando el contexto de este coincide con el contexto que estaba presente cuando se formó. Vemos este fenómeno con recuerdos prospectivos (lo que planeas hacer), episódicos (lo que sucedió), semánticos (información que conoces) y motrices (cómo haces las cosas).

En el ejemplo que acabo de dar, el recuerdo de lo que quería (ir a la cocina a buscar los anteojos) estaba codificado en mi dormitorio, rodeado por un contexto específico coloreado con señales: la hora de acostarse, la copia de *Untamed* en mi mesita de noche, los libros en mis estanterías. Cuando llegué a la cocina, no había nada que me recordara lo que quería. El refrigerador, la tostadora, los plátanos en un tazón, mi chaqueta. No había señales en la cocina (aparte de los lentes, que no noté) para activar el recuerdo de lo que necesitaba. Y lo que es más, estas señales en realidad desviaron la búsqueda, enviándome por caminos neuronales asociados con el desayuno y el clima inusualmente frío, circuitos neuronales que no conducían a anteojos para leer. El contexto de la cocina más bien interfería con mi capacidad de recordar para qué entré allí. Tan pronto como regresé a mi habitación, estaba de pie en medio de las señales que estaban presentes cuando formulé la intención. Entonces, sin esfuerzo y de manera inmediata, mi cerebro hizo la recuperación.

Las probabilidades de que recordemos algo con precisión aumentan si el aprendizaje y el recuerdo ocurren en las mismas condiciones. Mi estudio favorito sobre la memoria dependiente del contexto o del estado involucra a un grupo de buzos de aguas profundas dentro y fuera de la costa de Escocia. La mitad aprendió una lista de palabras no relacionadas... seis metros bajo el agua. La otra mitad aprendió la misma lista en la playa. Más tarde se les pidió a todos que escribieran tantas palabras de la lista como pudieran recordar, a un grupo se les pidió que recordaran estas palabras bajo el agua y a otro que las recordaran en la playa. Entonces, se formaron cuatro grupos de participantes:

Los que aprendieron la lista BAJO EL AGUA y se les pidió que la recordaran BAJO EL AGUA.

Los que aprendieron la lista BAJO EL AGUA y se les pidió que la recordaran EN LA PLAYA.

Los que aprendieron la lista EN LA PLAYA y se les pidió que la recordaran EN LA PLAYA.

Los que aprendieron la lista EN LA PLAYA y se les pidió que la recordaran BAJO EL AGUA.

¿Qué ocurrió? La cantidad de palabras que recordaron mejoró significativamente cuando las condiciones de prueba coincidieron con las condiciones de aprendizaje. Si los buzos aprendieron las palabras bajo el agua, recordaron más palabras bajo el agua que en la playa. Asimismo, si los buzos aprendieron las palabras en la playa, recordaron mejor en la playa que bajo el agua. Si el contexto en el que te encuentras para recordar coincide con las condiciones en las que te encontrabas cuando obtuviste la información, el recuerdo mejora. Por otro lado, las condiciones que no coinciden lo perjudican.

Dado que la mayoría no somos buzos de aguas profundas, pensemos en un ejemplo más fácil de identificar. ¿Alguna vez has regresado a la escuela primaria, a la casa o al vecindario de tu infancia y has visto que tu conciencia se inunda de repente con recuerdos vívidos, elaborados y detallados sobre esa época de tu vida? Digamos que creciste en una granja en la zona rural de Vermont, pero ahora eres un ejecutivo de 55 años que trabaja en una oficina en el trigésimo piso de un edificio en Manhattan. Si te pidiera que me contaras algunos recuerdos de cuando tenías 10 años, probablemente tendrías poco que ofrecer. Fuera de contexto, estos recuerdos no están fácilmente disponibles. Pero si hiciéramos un viaje por carretera hacia el norte y visitáramos tu ciudad natal, probablemente tendrías muchas historias para compartir. La cerca, el sauce llorón, los letreros de las calles, la casa de la señora Daly, el granero rojo: el contexto desencadenaría la recuperación de recuerdos olvidados que fueron consolidados ahí, recuerdos en los que quizá no habías pensado en 30, 40 o 50 años. Estos recuerdos dependen del contexto.

Pero el contexto significa más que dónde estabas cuando formaste un recuerdo o recordaste algo. También puede significar con quién estuviste, la hora del día o el año, el clima.

Tampoco se limita a lo que está fuera de ti. El contexto puede ser interno: como tu estado emocional o fisiológico.

Es mucho más fácil recuperar recuerdos que coincidan con el estado de ánimo en el que te encuentras. Es más probable que recuerdes los buenos momentos cuando estás de buen humor y los momentos miserables cuando te sientes deprimido (lo que luego podría exacerbar tu estado de tristeza). Cuando estás enojado con tu pareja, es más probable que recuerdes todas las cosas malas sobre él o ella. Esa lista está a tu alcance y es larga. Cuando estás enamorado, tu pareja es perfecta en todos los sentidos.

¿Sentías hambre, calor, cansancio, estrés o sed cuando estabas estudiando para ese examen o preparándote para esa presentación? Podrás recordar mejor esa información si estás en el mismo estado en el que estabas cuando la aprendiste. Del mismo modo, si aprendes algo cuando estás lleno de cafeína, entonces tu memoria de lo que aprendiste será mejor si estás igual cuando intentas recordarlo.

¿Por qué pasa esto? La hoja de cálculo que estás estudiando no es lo único que se consolida en tu memoria, también lo hace todo lo que experimentas mientras estudias esos números, pues todo está ligado a ella. El contexto, tanto externo como interno, se convierte en parte del recuerdo, y la activación de cualquier parte de este puede servir para desencadenar la recuperación de las otras partes.

Digamos que estás estudiando para una prueba de vocabulario. Mientras estudias también escuchas a Eminem, hueles una vela con aroma a lavanda y comes ositos de goma aciditos.

Digamos también que estás cansado porque anoche te quedaste despierto hasta las 2 a. m. viendo varias temporadas de *Friends* en lugar de estudiar tu vocabulario. Y tal vez estés ansioso porque quieres obtener una buena calificación, pero aún no te has aprendido las palabras y sientes náuseas por haber comido demasiados ositos de goma. Tu mejor apuesta para obtener una buena calificación es hacer la prueba mientras te sientes cansado, ansioso, con náuseas, usando una loción corporal con aroma a lavanda, comiendo ositos de goma y cantando Eminem en tu cabeza. No querrás hacer ese examen bien descansado, relajado, comiendo col rizada y escuchando a Mozart.

Incluso el lenguaje puede proporcionar contexto. Digamos que tu abuela es italiana y emigró a Estados Unidos cuando tenía 12 años. Ha hablado inglés desde entonces. Si le preguntas sobre un recuerdo de su infancia, es probable que te responda en italiano (o podría recuperar el recuerdo en su cabeza en italiano y luego traducirlo para ti).

Así que la próxima vez que entres en una habitación y te detengas en seco porque se te olvidó por qué entraste allí, no te asustes. No es como para tener una crisis existencial ni motivo para sospechar de Alzheimer. Pero tampoco te quedes ahí parado tratando de sacar la respuesta de tu conciencia. Tu cerebro no funciona así. Vuelve a la habitación en la que estabas antes de entrar en esta, ya sea literal o mentalmente, vuelve al lugar donde estabas cuando tuviste la idea de ir a buscar esto o aquello. Revisa el contexto y este te dará amablemente la respuesta.

Y si bebes un frappuccino de moca mientras estudias para un examen, bebe un frappuccino de moca mientras lo haces. Ya te veré algún día formado en una firma de libros, y podrás agradecerme por tu buena calificación.

15

ESTRESADO

A menos que seas el Dalai Lama, probablemente te consuman dosis regulares, si no diarias, de estrés significativo. Una pandemia viral, otro tiroteo masivo, más división política, perder el trabajo, la matrícula universitaria, una factura médica astronómica, plazos en el trabajo, tráfico, la crianza de los hijos, un divorcio, un padre enfermo, soledad, incertidumbre sobre la salud y la longevidad de tu matrimonio, tu trabajo, el país, nuestro planeta. Aproximadamente 79 por ciento de los estadounidenses dice que a veces, o con frecuencia, siente estrés a lo largo del día, todos los días.

Numerosas pruebas científicas demuestran que el estrés implacable y no controlado es tóxico para el cuerpo y el cerebro. El estrés crónico puede contribuir al desarrollo de muchas enfermedades y dolencias, como la diabetes tipo 2, las enfermedades cardiacas, el cáncer, las infecciones, los trastornos por dolor, los ataques de pánico, el insomnio, la depresión y la enfermedad de Alzheimer. Al carecer de herramientas efectivas para combatir el estrés incesante, demasiadas personas caen víctimas de la adicción y la desesperación mortal. El estrés en sí no es mortal, pero estar demasiado expuesto a él sí les da a muchas otras cosas la oportunidad de matarte.

Pero ¿qué hay de la memoria? ¿El estrés es bueno o malo para la memoria? Como en el caso del contexto, depende.

El estrés es provocado por cualquier peligro, amenaza o desafío percibido. En el pasado, digamos hace un millón de años, las causas de este eran en gran medida externas. Cuando un depredador o un enemigo estaban a punto de atacarte, tu cerebro y tu cuerpo activaban de inmediato la producción de estrés para que pudieras responder.

Pero los tiempos han cambiado drásticamente. Ahora mismo, en estos tiempos modernos y mientras estás leyendo este libro, presumo y espero que no estás en una situación de vida o muerte. Probablemente estés sentado en un cómodo sofá. Tal vez tengas una manta suave sobre tu regazo. Y quizá no haya ninguna amenaza física externa poniendo en peligro tu bienestar.

Pero las cosas que estás pensando pueden ser una experiencia peligrosa. Debido a que podemos recordar, imaginar, rumiar y preocuparnos, es posible que, en nuestro interior, estemos corriendo para salvar nuestras vidas. El estrés psicológico puede ser causado por una sensación de incertidumbre, falta de control, previsibilidad, apoyo social o pertenencia. E incluso si el factor estresante que estás percibiendo o anticipando nunca sucede, bastará con que lo imagines para que tu cerebro y cuerpo reaccionen produciendo estrés. Cuando se trata de provocar estrés, tus pensamientos tienen el mismo efecto que tendría la presencia de un león hambriento o un criminal armado en tu sala.

El estrés agudo es la respuesta de lucha o huida del sistema nervioso simpático. Cuando la amígdala detecta un desafío o una situación amenazante, envía instantáneamente una señal de alarma al hipotálamo. Luego, a través de un neurotransmisor, este le pasa la batuta a la glándula pituitaria, que libera una hormona en el torrente sanguíneo. Luego, la hormona actúa sobre las glándulas suprarrenales, que se encuentran sobre los riñones y les indica que liberen hormonas del estrés.

Las dos eficaces hormonas de estrés que son liberadas por las glándulas suprarrenales son la adrenalina y el cortisol. La *adrenalina* es una alarma de emergencia de acción rápida y corta duración que moviliza tu cerebro y cuerpo para que actúen de inmediato. Aumenta el ritmo cardiaco, la respiración y la presión arterial, desviando la sangre y la energía de todo lo que no es esencial, como el crecimiento celular y la digestión (no tiene sentido digerir la comida si te pueden matar en los próximos cinco minutos) hacia tus extremidades («¡Corre! ¡Lucha!»). También mejora tus sentidos y tu capacidad de concentración, a la vez que inhibe tu capacidad de pensar, para que puedas responder de inmediato sin perder el tiempo sopesando los pros y los contras.

El *cortisol* es un poco más lento que la adrenalina. Mientras que la adrenalina llega a la escena en cuestión de segundos, el cortisol está más activo de 15 minutos a una hora después del inicio del factor estresante. El cortisol moviliza la glucosa (energía) para que puedas responder físicamente a la situación. Es importante destacar que también apaga la respuesta al estrés.

Esta respuesta está destinada a ser un estado fisiológico temporal, de encendido y apagado rápido, adaptable para la supervivencia. Moviliza el cerebro y el cuerpo para reaccionar ante una amenaza o desafío inmediato. Y no es malo para ti. Por el contrario, necesitas esta capacidad de responder para funcionar normalmente todos los días: para dar esa presentación en el trabajo, para pisar el freno cuando el auto frente a ti se detiene inesperadamente e incluso para levantarte de la cama cada mañana.

Entonces, ¿cómo afecta el estrés agudo a la memoria? En pocas palabras, te ayuda a formar nuevos recuerdos sobre la situación estresante en la que te encuentras; sin embargo, afecta tu capacidad para recuperar recuerdos ya creados. Pero profundicemos un poco más en este tema, porque hay matices.

El estrés agudo generalmente facilita la formación de nuevos recuerdos. Primero, una breve ráfaga de algo estresante aumenta tu atención y, como descubriste al principio del libro, prestar atención es esencial para la formación de recuerdos. En segundo lugar, además de movilizar tu cuerpo y cerebro para una acción inmediata, la adrenalina y el cortisol también activan la liberación de un neurotransmisor llamado norepinefrina en tu amígdala. En respuesta, la amígdala envía una señal a tu hipocampo, que en esencia dice: «Oye, puede ser que esta situación estresante que está sucediendo sea de vital importancia. ¡Consolídala! ¡Crea un recuerdo!». El cortisol también puede actuar directamente sobre los receptores del hipocampo para promover la consolidación de la memoria.

Entonces, si pensamos en un solo evento temporalmente estresante, el estrés mejora la formación de los recuerdos. Administrar cortisol a los sujetos justo antes de que vean imágenes estresantes aumenta la cantidad de imágenes que recuerdan cuando son evaluados más tarde, es decir, mejora su memoria. Sin glándulas suprarrenales, tu memoria tendría menos capacidad para almacenar la información sobre los eventos que ocurren mientras estás estresado y la manera en que puedes reaccionar frente a ellos.

Pero aunque la exposición al estrés agudo mejora la formación de nuevos recuerdos, no aumenta tu capacidad para recordar todo. Pues si bien nuestros sentidos y nuestra atención se intensifican, durante la respuesta de lucha o huida se reducen; por lo tanto, el menú de detalles disponibles para la consolidación de recuerdos también se reduce, así que aunque nuestra memoria mejora para la información central de la situación estresante, empeora para los detalles periféricos. Por ejemplo, si fueras testigo de un robo a mano armada a un banco (un suceso bastante estresante), probablemente después recordarías detalles vívidos sobre el arma (la fuente central de tu estrés), pero quizá no te acordarías de cuántas personas había en el banco o la apariencia de los cajeros.

Además, aunque el estrés agudo mejora la formación de recuerdos para los detalles centrales de la experiencia estresante, no facilita la formación de recuerdos de la información neutral. En un estudio con dos grupos, a los sujetos de uno de ellos se les inyectó adrenalina, en tanto que a los del otro (el grupo de control) se les inyectó solución salina, y después se les mostraron imágenes neutras a todos. Se encontró que los sujetos del primer grupo, comparados con los del segundo, no mostraron un aumento en la formación de recuerdos. El estrés no mejora la formación de recuerdos que no estén relacionados con el factor estresante. Digamos que eres un estudiante universitario y que te estás preparando porque mañana tienes un examen de física. Tienes mucha información compleja que dominar y estás presionado porque tienes poco tiempo para aprenderla toda y quieres obtener una buena calificación. Todo este estrés agudo te ayudará a consolidar la información que estás tratando de aprender. Pero si tu compañero de cuarto interrumpe tu estudio para contarte una historia sobre su viaje a Islandia, tu nivel elevado de estrés no mejorará tu capacidad para formar recuerdos de la historia que acabas de escuchar. La razón es que la historia de tu compañero de cuarto sobre su viaje no está relacionada con el estrés que sientes por tu examen de física.

El grado de estrés agudo que estés experimentando también es importante. Si tuviéramos que trazar la relación entre el estrés percibido y la formación de recuerdos, el gráfico adoptaría la forma de una *U* invertida. Si el examen de física te causa muy poco estrés, este no será suficiente para activar la amígdala al punto de que mejore la consolidación de recuerdos en tu hipocampo. Por otro lado, si el estrés es tan intenso que te hace sentir abrumado, te va a impedir prestar atención o no vas a poder procesar casi nada. Existe un nivel óptimo de estrés temporal para crear recuerdos relacionados con la situación estresante, y este nivel es diferente en cada individuo. Algunos tenemos una gran tolerancia al estrés agudo, mientras que otros se derrumban bajo presión.

Si bien estar temporalmente estresado puede facilitar la formación de nuevos recuerdos, el estrés también puede afectar tu capacidad para recuperar recuerdos que ya están almacenados. Imagina que estudiaste para un examen final. Sabes la información. Estás confiado y listo para superar la prueba. Pero cuando llegas al salón de clases, de repente te sientes ansioso. Tu corazón late con fuerza, tus manos transpiran y tu estómago se hace nudo. Lees la primera pregunta y tu mente se queda en blanco. Estás seguro de que sabes la respuesta, pero tu cerebro no puede recuperarla. Y darte cuenta de que estás bloqueado te hace sentir aún más estrés.

Muchos estudios demuestran que el estrés interfiere con la recuperación de los recuerdos. Por ejemplo, los sujetos que recibieron cortisol muestran deficiencias en la búsqueda de información previamente aprendida en comparación con los sujetos que recibieron solución salina. Si se bloquea la liberación de cortisol, la capacidad de recuperación de los recuerdos establecidos vuelve a la normalidad.

Por lo tanto, el estrés moderado y temporal mejora la formación de recuerdos, aunque puede afectar la recuperación. Pero ¿qué sucede si estás estresado de forma regular o constante, como nos pasa a la mayoría? ¿El estrés crónico es bueno para la memoria? No. De hecho, el estrés constante es desastroso para la memoria.

Esto es lo que ocurre: digamos que lo que sea que te estrese no desaparece. Por ejemplo, tu jefe es un tirano, tienes una pareja abusiva o un hijo enfermo. O estás pasando por una racha en la que los factores estresantes se te presentan uno tras otro: tuviste un accidente automovilístico y te rompiste el brazo, luego perdiste tu trabajo y ahora no puedes pagar tus cuentas. El estrés te está taladrando de manera constante para que respondas luchando o huyendo, y mientras tanto se la pasa liberando cortisol en tu cuerpo. Ante la presencia de tanto cortisol, la válvula de cierre del hipotálamo no tarda en volverse insensible y dejar de responder. Como resultado, la respuesta al estrés permanece activada; tu cerebro y tu cuerpo se encuentran ahora en un estado continuo de preparación para la lucha o huida.

Esto no ayuda a tu memoria. Cuando el estrés crónico alerta continuamente a tu amígdala, inviertes demasiado tiempo y energía en tu cerebro emocional primitivo en vez de en tu cerebro pensante. El estrés inhibe tu corteza prefrontal, y con ello afecta tu capacidad de pensar. Cuando estás bajo los efectos del estrés crónico puedes reaccionar de inmediato, sin tomarte el tiempo para considerar los pros y los contras de hacer esto o aquello, lo cual es genial si tienes que huir de un león, pero si estás estresado aunque este no sea el caso, vas a tener dificultades para pensar con claridad.

Lo más preocupante de todo esto es que, si estás bajo estrés constante, comenzarás a perder neuronas en tu hipocampo.

Es posible que hayas escuchado en algún momento que si matas una neurona adulta, esta desaparece para siempre porque las células cerebrales adultas no pueden regenerarse, un dogma que fue desacreditado en la década de los noventa. La neurogénesis (el crecimiento de nuevas neuronas) se produce a lo largo de la vida en muchas partes del cerebro y, sobre todo, en el hipocampo… a menos que este permanezca sumergido en un baño de cortisol. El estrés crónico inhibe la neurogénesis en el hipocampo. Entonces, si experimentas un estrés implacable y no controlado, el tamaño de tu hipocampo va a disminuir, lo cual significa que vas a disponer de menos neuronas para consolidar recuerdos y, en consecuencia, vas a tener menos capacidad para crear nuevos recuerdos.

Las neuronas del hipocampo que han estado expuestas continuamente al estrés y al cortisol parecen también ser más vulnerables al daño por otras agresiones, como un derrame cerebral o la enfermedad de Alzheimer. En un estudio de los niveles de estrés percibidos en 1 100 mujeres de 38 a 60 años durante 35 años, las mujeres que reportaron experimentar estrés crónico tenían un 65 por ciento más de riesgo de desarrollar Alzheimer. En otro estudio, las personas bajo estrés crónico tenían el doble de probabilidades de desarrollar la enfermedad de Alzheimer que las personas que sentían menos estrés, y las personas con estrés crónico tenían 10 veces más probabilidades de desarrollar deterioro cognitivo a lo largo de cinco años.

Entonces, el estrés crónico es malo para la memoria. Pero la vida de hoy es estresante. No podemos controlar la política mundial, el clima o la próxima pandemia. No puedes deshacerte de tu jefe hostil, de esa fecha límite abrumadora o del embotellamiento de tráfico aparentemente interminable. No puedes evitar que el estrés entre por la puerta de tu casa a lo largo del día. Entonces, ¿qué podemos hacer? ¿Estamos condenados a vivir en un constante estado de ansiedad, con las palmas de las manos sudorosas y con hipocampos encogidos guisados en una sopa de cortisol inservible, incapaces de recordar lo que acabamos de leer porque estamos demasiado estresados?

Si bien no necesariamente podemos liberarnos del estrés en nuestras vidas, podemos influir de manera drástica en la respuesta de nuestro cerebro y cuerpo a cada situación estresante en la que nos encontremos. A través del yoga, la meditación, una dieta saludable, ejercicio y prácticas de atención plena, gratitud y compasión, podemos entrenarnos para volvernos menos reactivos, para frenar la respuesta al estrés desbocado, para mantenernos saludables frente a la ansiedad tóxica. Se ha demostrado que todos estos enfoques reducen la presión arterial crónicamente elevada, la inflamación, la ansiedad y el estrés percibido. También restauran los niveles de cortisol. Estos destructores del estrés crónico también pueden aumentar tu memoria al mejorar la neurogénesis en el hipocampo. Por ejemplo, el hipocampo en el cerebro de las personas que meditaban durante treinta minutos al día era significativamente más grande al cabo de ocho semanas de haber comenzado esta práctica diaria. Las personas de la misma edad que no meditaban no mostraron cambios en el tamaño de sus hipocampos. Se han encontrado resultados similares en aquellos que hacen ejercicio de manera regular.

Al considerar la larga lista de factores estresantes con los que te encuentras regularmente, apostaría a que el olvido es uno de ellos. ¿Te sientes frustrado, temeroso o preocupado cada vez que no puedes recordar un nombre, se te olvida recoger la ropa de la tintorería o te preguntas dónde dejaste tu celular? ¿Te estresas con frecuencia por este tipo de lapsus rutinarios en la memoria?

Ahora que entiendes que el estrés agudo puede interferir con los recuerdos y que el estrés crónico literalmente puede encoger tu hipocampo, sabes que preocuparse por olvidar puede ser una profecía autocumplida. Así que hagamos una respiración profunda colectiva. La próxima vez que estés haciendo grandes esfuerzos por acordarte del nombre de ese famoso surfista u olvides comprar leche en la tienda, recuerda que estos son ejemplos de olvidos normales y, con suerte, podrás relajarte. El olvido sucede. Y si te estresas por eso, sucederá aún más.

16

VE A DORMIR

Si mañana las grandes farmacéuticas presentaran una pastilla que pudiera mejorar tu memoria y reducir significativamente el riesgo de padecer Alzheimer, ¿la tomarías? ¿Cuánto pagarías por ese medicamento? Pues ya lo tenemos.

Se llama sueño.

Cuando era niño, mis amigos y yo a veces fantaseábamos con ser superhéroes. Los poderes que por lo general incluíamos en nuestra lista de deseos eran volar, ser invisibles y viajar en el tiempo. Yo quería todos esos poderes, pero también soñaba con poseer el superpoder de no necesitar dormir nunca.

Todavía deseo este poder. ¡Imagina todos los libros que podría leer y escribir, los idiomas que podría aprender, todo lo que podría lograr si tan solo no necesitara perder todas esas horas en las que estoy inconsciente!

Asumiendo que pasamos ocho horas de cada noche durmiendo (aunque somos conscientes de que pocos dormimos tanto regularmente), los humanos pasamos un tercio de nuestras vidas dormidos. Si tienes la suerte de vivir hasta los 85 años, habrás pasado 248 200 horas durmiendo. ¡Eso es el equivalente a 28 años completos! Si tienes 50 años, eso significa que ya has pasado 16 años de tu vida durmiendo. Son 16 años de no leer, no trabajar, no pensar, no socializar, no jugar y no amar. Del mismo modo, otros animales tampoco cazan, comen, se aparean o se acicalan mientras duermen. ¿Por qué los humanos y otros animales habrían evolucionado para dedicar tanto tiempo a no hacer nada?

La respuesta está en la pregunta. Dormir no es un estado en el que eliges voluntariamente estar para no hacer nada. No es un patético periodo de descanso que se toma la gente que está desmotivada, ni un estado pasivo de inconsciencia en el que nuestras mentes se quedan como una pizarra en blanco, tampoco es una desafortunada pérdida de tiempo o simplemente la ausencia de vigilia. El sueño es un estado biológico vital para la salud, la supervivencia y el óptimo funcionamiento del cuerpo humano. La falta de sueño te pone en mayor riesgo de padecer una enfermedad cardiaca, cáncer, una infección, una enfermedad mental, Alzheimer y deterioro de la memoria.

Sin duda, el sueño, o la capacidad de dormir, es un superpoder.

Con respecto a la memoria, el sueño desempeña un papel fundamental en muchos sentidos. En primer lugar, para prestar atención necesitas dormir. Si no duermes lo suficiente esta noche, tu corteza frontal se arrastrará a tu trabajo de escritorio por la mañana y vas a tener dificultades para concentrarte.

Ahora sabes que el primer paso para crear un recuerdo es darte cuenta de lo que vas a recordar. Y para notar algo, necesitas percibirlo y prestarle atención. Entonces, al asegurarse de que las neuronas de tu corteza frontal estén alertas, activas y listas para el trabajo, el sueño te brinda la atención que necesitas para codificar nuevos recuerdos.

Pero aumentar la atención es probablemente el menos impresionante de los poderosos efectos del sueño sobre la memoria. Dormir también presiona el botón GUARDAR en esos recuerdos recién codificados. Los recuerdos se guardan en dos pasos: primero, el patrón único de actividad neuronal que ocurrió en tu cerebro cuando estabas experimentando, aprendiendo e incluso ensayando algo mientras estabas despierto se reactiva durante el sueño. Se cree que esta repetición neuronal facilita la vinculación de estas conexiones, consolidándolas así en un solo recuerdo. De hecho, la cantidad de reproducciones que se producen durante el proceso de consolidación mientras duermes está correlacionada con la cantidad de recuerdos que podrás recordar después de despertar.

El sueño ayuda a consolidar nuevos recuerdos y la falta de sueño interfiere con la consolidación. Después de pasar una muy mala noche, probablemente pasarás el día siguiente experimentando una forma de amnesia retrógrada. Puede ser que algunos de tus recuerdos de ayer estén borrosos, sean inexactos o se hayan borrado por completo. Se ha demostrado que la cantidad de cosas que recuerdas de listas, asociaciones emparejadas, patrones, información de libros de texto y los sucesos del día aumenta de 20 a 40 por ciento si las enumeras después de dormir cierta cantidad de horas en comparación con si las enumeras después de una cantidad equivalente de horas despierto. Mañana, después de disfrutar una noche de buen sueño, podrás recuperar una cantidad significativamente mayor de los recuerdos semánticos y episódicos que tu cerebro haya formado el día de hoy. Este beneficio es del tiempo que dedicaste a dormir y no solo del paso del tiempo.

Además de mejorar la memoria episódica y semántica, el sueño también optimiza la memoria motriz. Todos sabemos que la repetición mejora el aprendizaje de habilidades. La práctica hace al maestro. Pero ¿qué pasa si a esta receta le añadimos sueño?

En un estudio que examinó el efecto del sueño en el aprendizaje de una tarea de memoria motriz, se pidió a los sujetos que, con su mano no dominante, presionaran durante treinta segundos cuatro teclas numéricas en la computadora, en este orden específico 4-1-3-2-4 y con tanta rapidez y precisión como pudieran. Practicaron esta tarea 12 veces y, en promedio, el desempeño de todos mejoró un cuatro por ciento.

Todos los sujetos fueron evaluados nuevamente en la misma tarea 12 horas más tarde. La mitad pasó esas 12 horas despierto y no demostró ninguna mejora en su velocidad ni precisión. La otra mitad también volvió a ser sometida a la prueba 12 horas después, pero con la diferencia de que en este caso ese lapso incluyó una noche completa de sueño de ocho horas. El resultado del estudio reveló que la velocidad a la que los participantes que durmieron realizaban la tarea motriz aumentó 20 por ciento y su precisión mejoró 35 por ciento. Este impulso sustancial a la memorización de habilidades no se logró con la práctica continua ni con el simple paso del tiempo. ¡El desempeño de estas personas mejoró porque durmieron!

El sueño parece ser útil para todas las habilidades de la memoria motriz. Las personas necesitan dormir para consolidar, en un recuerdo motriz automatizado y sin interrupciones, los pasos conscientemente deliberados y separados de una tarea. Dormir facilita el dominio de las habilidades, y en ese punto ya no tienes que pensar en la ubicación de cada dedo en las teclas del piano mientras lees las notas de la partitura, ya puedes limitarte a tocar la pieza de memoria. Después de haber dormido, habrás mejorado en lo que estés aprendiendo a hacer aunque hayas dejado de practicar mientras dormías. La práctica hace al maestro, si el maestro lo consulta antes con la almohada.

También hay poder en una siesta. La misma tarea secuencial de teclear 4-1-3-2-4 se usó nuevamente para comprobar si una siesta mejora la memoria motriz tanto como lo haría una noche completa de sueño. Después de aprender la tarea, la mitad de los sujetos tomó una siesta de 60 a 90 minutos, en tanto que la otra mitad permaneció despierta. Al final se comprobó que el rendimiento de los sujetos que tomaron una siesta mejoró en 16 por ciento en comparación con el que tenían antes de dormir la siesta, un cambio que no ocurrió en el rendimiento de los sujetos que permanecieron despiertos.

Al día siguiente, después de que todos los sujetos pudieron disfrutar una noche completa de sueño, fueron evaluados nuevamente. El grupo que había dormido la siesta el día anterior mejoró aún más su desempeño, de 16 a 23 por ciento. El grupo que no había dormido la siesta mejoró su desempeño de cero a 24 por ciento. Bastó con una noche completa de sueño para que alcanzaran a los dormilones. Por lo tanto, la conclusión es que la siesta te puede brindar una ventaja en el rendimiento ese mismo día, pero esta no supera el grado de aumento que obtienes después de dormir una noche completa.

Muchos estudios muestran que la habilidad de las personas para aprender cosas nuevas disminuye a medida que avanza el día. A menos que duerman una siesta. Pero ¿cómo es que una siesta mejora tu capacidad para recordar cosas nuevas? No estamos seguros, pero la hipótesis con la que la mayoría de los expertos concuerda es esta: a diferencia de la corteza cerebral, el hipocampo no tiene una capacidad de almacenamiento infinita. Digamos que estás estudiando para un examen que vas a presentar mañana y estás tratando de memorizar grandes cantidades de información. De acuerdo con la hipótesis de los expertos, una forma en que podrías maximizar la capacidad de almacenamiento de tu hipocampo es durmiendo una siesta, pues durante ese tiempo vas a consolidar aunque sea unos cuantos de tus recuerdos recién creados y a liberar algo de espacio para consolidar los más nuevos.

Por lo tanto, las siestas te ayudan a retener lo que ya aprendiste y, al parecer, a liberar espacio para lo que vas a aprender. ¿Cuánto tiempo deben durar estas siestas? Una siesta de 20 minutos debería ser suficiente para que mejore tu memoria, de lo contrario correrías el riesgo de sufrir el aturdimiento que suele producir la inercia del sueño después de las siestas más prolongadas del mediodía.

Daniel Pink, el autor que solía desestimar las siestas, ahora es fanático de ellas. También propone una variante interesante: un «siestaccino», que consiste en beber café justo antes de dormir una siesta de 20 minutos, después de los cuales, cuando se despierte, muchos de sus recuerdos recién formados se habrán consolidado en un almacenamiento estable a largo plazo; y su hipocampo saturado se habrá despejado un poco, dejando espacio para lo que sea que necesite recordar a continuación; y la cafeína, que tarda unos 25 minutos en entrar en el torrente sanguíneo, casi habrá hecho efecto, activando las neuronas de su corteza frontal para que presten atención. Esa sí que es una siesta poderosa.

Si aún no te he convencido de que dormir lo suficiente es un superpoder esencial para tu memoria, abróchate el cinturón de seguridad. Un creciente cuerpo de evidencia sugiere que el sueño es fundamental para reducir el riesgo de la enfermedad de Alzheimer. Como antes ya expuse, la mayoría de los neurocientíficos cree que el Alzheimer es causado por una acumulación de placas de amiloides. Normalmente los amiloides son eliminados y metabolizados por las células gliales, los conserjes de tu cerebro. Como grupo, estas células conforman el departamento de alcantarillado y saneamiento de tu cerebro. Durante el sueño profundo, las células gliales eliminan cualquier desecho metabólico que se haya acumulado en tu sinapsis mientras estabas despierto. Para tu cerebro el sueño profundo es como una limpieza a fondo. Y una de las cosas más importantes que se eliminan durante el sueño nocturno son los amiloides.

Pero ¿qué sucede si te quedas corto en cuanto a sueño profundo? Pasa que tus células gliales no tienen tiempo suficiente para hacer una limpieza completa de tu cerebro y mañana, cuando despiertes, aún vas a tener restos de amiloides en tus sinapsis del día anterior. O sea que vas a despertar con una resaca de amiloides.

Una sola noche de privación del sueño puede conducir a un aumento de amiloides y tau (otro biomarcador predictivo de la enfermedad de Alzheimer) en el líquido cefalorraquídeo. Si sigues sin dormir lo suficiente, las placas de amiloides se continuarán acumulando noche tras noche, y estarás más y más cerca del temido punto de inflexión, más y más cerca de un diagnóstico de Alzheimer.

Y se ha demostrado que la acumulación de placas de amiloides interrumpe el sueño, lo que a su vez hará que se acumulen más, y ahora estás atrapado en un círculo vicioso que acelera la formación de placas de esta proteína. ¿Qué sugiere toda esta información? Es probable que la falta de sueño sea un factor de riesgo significativo en el desarrollo de la enfermedad de Alzheimer.

Pero ¿cuánto sueño es suficiente? Los adultos humanos han evolucionado para requerir de siete a nueve horas de sueño por noche. Menos de eso compromete el funcionamiento de tu sistema cardiovascular y tu sistema inmunológico, así como de tu memoria, lo cual tiene consecuencias en tu salud mental. Permítanme repetir este punto, porque me imagino que muchos de ustedes, mis lectores, pueden haber pasado por alto esas palabras o asumido que cinco o seis horas de sueño por noche se acerca lo suficiente al tiempo óptimo, o simplemente no me creyeron. Los datos de la ciencia del sueño son muy claros sobre esta conexión entre el sueño y la salud. Cada noche sus procesos de sueño combaten activamente las enfermedades cardiacas, el cáncer, las infecciones y las enfermedades mentales. La vitalidad de cada sistema de órganos en tu cuerpo, incluido tu cerebro, mejora cuando duermes lo suficiente, pero tu salud y tu capacidad para recordar se ven drásticamente comprometidas cuando no lo haces. Dormir menos de siete a nueve horas por noche representa un riesgo real para tu salud, tanto al día siguiente como durante toda la vida. El sueño es un gran superpoder, pero también es un arma de doble filo.

Solíamos ser bastante buenos para dormir lo suficiente. Según una encuesta de Gallup de 1942, los adultos estadounidenses dormían un promedio de 7.9 horas por noche. Pero los tiempos han cambiado. La mayoría de las culturas de hoy en día ha desarrollado una actitud peligrosamente desdeñosa hacia el sueño. En esta era moderna de ajetreo incesante, de presiones para tenerlo todo y hacerlo todo, de ansiedad vertiginosa, de tener que estar demasiado tiempo frente a las pantallas y de pasar las noches despiertos viendo la segunda temporada completa de *La maravillosa Señora Maisel* de una sentada, estamos durmiendo mucho menos que antes. En la actualidad los adultos de Estados Unidos, el Reino Unido y Japón duermen un promedio de 6.5 horas por noche.

Estamos privados de sueño y tendemos a estar orgullosos de esto. Pero promover un estilo de vida que incluye dormir menos de siete horas por noche es fanfarronería mal informada.

Todos los expertos en sueño coinciden en cuanto a que necesitamos dormir de siete a nueve horas por noche. Cualquier cantidad menor a siete horas es perjudicial para nuestra salud y nuestra memoria.

En resumen, si no duermes de siete a nueve horas esta noche:

- Tus neuronas de la corteza frontal estarán lentas mañana, lo que dificultará tu capacidad para prestar atención y, por lo tanto, para codificar nuevos recuerdos importantes.
- No recordarás de manera tan clara y completa lo que aprendiste y experimentaste ayer.
- No verás ninguna mejora en tu *swing* de golf a pesar de la lección de ayer y los 18 hoyos.
- Aumentará la posibilidad de que llegues prematuramente al límite de tu potencial de aprendizaje.
- Y podrías estar aumentando tu riesgo de desarrollar Alzheimer.

Dulces sueños...

17

PREVENCIÓN DEL ALZHEIMER

La edad es el factor de riesgo número uno para desarrollar Alzheimer. La pérdida de memoria debido a la enfermedad de Alzheimer es rara antes de los 65 años, pero después de eso los números cambian rápidamente. En Estados Unidos, una de cada diez personas de 65 años de edad tiene Alzheimer. A los 85 la cantidad aumenta a una de cada tres y se está acercando rápidamente a una de cada dos, lo que significa la mitad de los estadounidenses.

Pero no podemos hacer nada para frenar el envejecimiento. ¿Acaso el destino de nuestro cerebro es el olvido a causa del Alzheimer si vivimos lo suficiente? No, para la mayoría no lo es. Desarrollar Alzheimer no es parte del envejecimiento normal. Solo dos por ciento de las personas con Alzheimer padecen la forma de aparición temprana de la enfermedad, en cuyo caso es atribuible a la herencia. Noventa y ocho por ciento de las veces el Alzheimer es causado por una combinación de los genes que heredamos y la forma en que vivimos. Si bien no podemos hacer nada con respecto a nuestro ADN, la ciencia muestra claramente que nuestro estilo de vida puede influir de manera drástica en la acumulación de placas de amiloides. Esto a su vez significa que, como en el caso del cáncer y las enfermedades del corazón, sí podemos hacer algo para prevenir el Alzheimer. Y dado que no desarrollamos la enfermedad de la noche a la mañana (pueden pasar de 15 a 20 años de acumulación de placas de amiloides antes de que presentemos síntomas de la enfermedad de Alzheimer), tenemos mucho tiempo para implementar algunas estrategias de prevención.

Comencemos con la alimentación. Varios estudios actuales han demostrado claramente que las personas que consumen una dieta mediterránea o la dieta MIND (una combinación de la dieta mediterránea y DASH [enfoques dietéticos para prevenir la hipertensión]) reducen a una tercera parte, o incluso a la mitad, el riesgo de desarrollar la enfermedad de Alzheimer. Esos resultados son significativos. Si te dijera que la Administración de Alimentos y Medicamentos de Estados Unidos acaba de aprobar un medicamento que reduce hasta 50 por ciento el riesgo de desarrollar Alzheimer, ¿lo tomarías? Apuesto a que lo harías. Tanto la dieta mediterránea como la dieta MIND incluyen vegetales de hoja verde, bayas de colores brillantes, nueces, aceite de oliva, granos integrales, frijoles y pescado (especialmente pescado rico en ácidos grasos omega-3, los cuales nuestro cuerpo no produce por sí solo).

Durante años la gente me ha preguntado, con un guiño lisonjero y un asentimiento, si deberían beber vino tinto para prevenir el Alzheimer. Siento decepcionarlos cada vez que me lo preguntan, pero la respuesta es no. Simplemente no hay datos convincentes que respalden la afirmación de que el vino tinto reduce el riesgo de desarrollar Alzheimer u otras demencias. Todos los estudios que sugirieron lo contrario son demasiado defectuosos para producir conclusiones útiles. Sin embargo, y desafortunadamente, estos estudios han dado pie a titulares engañosos y al mito urbano de que se podría recetar beber dos copas de vino tinto al día para prevenir el Alzheimer. Repito, no hay evidencia científica que apoye este argumento.

Incluso si la investigación sobre el resveratrol (el compuesto del vino tinto que se ha promocionado como protector de la memoria) y la función cerebral de los ratones revelara que ayuda a la eliminación de placas de amiloides y a la mejora cognitiva (lo cual no es así), tendrías que beber unas 20 copas de vino tinto al día para obtener la dosis necesaria de resveratrol. Para ser claros, ningún estudio ha demostrado que beber cualquier cantidad de vino tinto reduzca el riesgo de desarrollar Alzheimer. Por otro lado, puesto que beber alcohol de cualquier tipo interfiere con la calidad y cantidad de sueño, es probable que también aumente el riesgo de padecer Alzheimer.

¿Y qué hay del chocolate? Se ha demostrado que el chocolate mejora la atención (a través de la cafeína), y ya he descrito cómo la atención es un ingrediente esencial para la formación de la memoria. Entonces eso es una ventaja. Pero hasta la fecha no hay evidencia convincente que demuestre que el chocolate reduce el riesgo de padecer Alzheimer. Lo siento. Al igual que la investigación sobre el vino tinto, los estudios que se han realizado hasta la fecha sobre el chocolate y el Alzheimer han sido demasiado mal diseñados, así que no han funcionado para producir conclusiones útiles. Dicho esto, el chocolate (especialmente el oscuro) es una fuente de antioxidantes, los cuales se cree que desempeñan un papel en la reducción de la inflamación que contribuye a la muerte celular relacionada con el Alzheimer. Entonces, en teoría, el chocolate, como cualquier otro alimento o especia con propiedades antioxidantes, puede proteger tu cerebro del daño causado por los radicales libres y la inflamación. Pero aún no tenemos toda la información al respecto.

¿Y el café? En un estudio epidemiológico longitudinal (un estudio longitudinal sigue a los mismos participantes a lo largo del tiempo), beber de tres a cinco tazas de café por día se asoció con una disminución de 65 por ciento en el riesgo de padecer Alzheimer en las personas de mediana edad. No sabemos si este efecto se debe a la cafeína, los antioxidantes, un impacto en la sensibilidad a la insulina, un cambio en la barrera hematoencefálica u otra cosa. Tampoco sabemos si el té ofrece el mismo beneficio. Por lo tanto, necesitamos más estudios para ampliar nuestra comprensión al respecto, pero a partir de ahora puedes agregar café a tu kit de prevención del Alzheimer. Aun así, ten cuidado con la hora en la que bebas tu último café con leche del día. No querrás arruinar los beneficios que te puede brindar el café perdiendo sueño en la noche.

Las personas con niveles bajos de vitamina D tienen el doble de probabilidades de desarrollar Alzheimer que las personas con niveles normales de esta vitamina. Entonces, si tus niveles de vitamina D son bajos, toma un suplemento y un poco de sol. Una deficiencia de B_{12} puede causar síntomas de demencia que se parecen mucho a los del Alzheimer, pero estos problemas de memoria en realidad no tienen su origen en el Alzheimer. La buena noticia es que tus síntomas se resolverán con suplementos o inyecciones de vitamina B_{12}. A pesar de los rumores generalizados, no se ha demostrado que el aceite de coco tenga efecto alguno sobre el olvido debido al Alzheimer. Y lo mismo pasa con el ginkgo biloba, que, contrario a la creencia popular, no reduce el riesgo de demencia.

Como regla general, cualquier cosa que sea buena para el corazón es buena para el cerebro y para prevenir el Alzheimer. Entonces, si ya tomas medidas para cuidar la salud de tu corazón, esta es una buena noticia para tu cerebro. La presión arterial alta, la obesidad, la diabetes, el tabaquismo y el colesterol alto aumentan el riesgo de desarrollar Alzheimer. Algunos estudios de autopsias muestran que hasta 80 por ciento de las personas con la enfermedad de Alzheimer también tenían una enfermedad cardiovascular. Tener una mayor cantidad de lipoproteínas de alta densidad (HDL, el colesterol «bueno») que de baja densidad (colesterol malo) se asocia con una disminución de 60 por ciento en el riesgo de padecer Alzheimer. Se ha demostrado que las estatinas retrasan la aparición de la enfermedad de Alzheimer en personas de 75 años o más.

Ya aprendiste sobre los posibles efectos de la falta de sueño en el desarrollo de la enfermedad de Alzheimer, pero aquí vale la pena seguir enfatizando los efectos de no dormir lo suficiente. La privación crónica del sueño es un factor de riesgo significativo para la enfermedad de Alzheimer. Encuentro esta conclusión tanto aterradora (debido a que ya pasé décadas quedándome despierta hasta muy tarde, levantándome muy temprano y alimentando bebés durante toda la noche) como alentadora, porque ahora puedo hacer algo al respecto. Si aún no tienes Alzheimer, eso significa que tus niveles de placas amiloides no han alcanzado el punto de inflexión. Sin embargo, la falta de sueño que ya has tenido en tu vida es historia antigua. Todavía puedes luchar contra la acumulación diaria de amiloides en tu cerebro si duermes lo suficiente cada noche.

Lo mínimo que puedes hacer para reducir tu riesgo de padecer Alzheimer es ejercicio. En muchos estudios en humanos el ejercicio aeróbico se ha asociado con una disminución significativa del riesgo de padecer demencia, incluso se ha encontrado que disminuye los niveles de las placas de amiloides en sujetos animales que ya tienen la enfermedad. El ejercicio mejora el sueño, lo cual se debe a que al hacerlo tardas menos tiempo en conciliarlo, duermes mejor y despiertas menos veces por la noche. Y, como antes expuse, el sueño mejora la memoria normal y reduce el riesgo de padecer Alzheimer. Incluso una caminata rápida diaria se ha correlacionado con una disminución de 40 por ciento en el riesgo de padecer Alzheimer. Eso no es un impacto pequeño. El ejercicio funciona.

Se ha demostrado que tanto el ejercicio físico como el mental estimulan el crecimiento de nuevas neuronas en el hipocampo, el cual, como antes describí, es esencial para la formación de los recuerdos y es la primera región del cerebro que es atacada por el Alzheimer. El ejercicio y la estimulación mental podrían ser una forma de defenderse y reemplazar las neuronas que han sido víctimas de la enfermedad. Por el contrario, estar sentado durante mucho tiempo y la falta de actividad cognitiva se han correlacionado con la contracción del cerebro. Los adultos mayores con una sola copia de *APOE4*, una variante genética asociada con un mayor riesgo de padecer Alzheimer, tuvieron una disminución de tres por ciento en el tamaño del hipocampo durante 1.5 años, pero solo si eran sedentarios. Si hacían ejercicio no mostraban contracción del hipocampo. Cuanto más tiempo pases sentado, más disminuye el tamaño de tu hipocampo. Los cerebros más pequeños tienden a no recordar tan bien como los cerebros más grandes.

Finalmente, si quieres prevenir la pérdida de memoria a causa del Alzheimer, aprende cosas nuevas. Los síntomas de la enfermedad de Alzheimer son causados en última instancia por la pérdida de sinapsis. Un cerebro promedio tiene más de 100 billones de sinapsis, lo cual es una noticia fantástica porque tenemos mucho con que trabajar. Y este no es un número estático. Ganamos y perdemos sinapsis todo el tiempo a través de la plasticidad neuronal. Cada vez que aprendemos algo nuevo, estamos creando y fortaleciendo nuevas conexiones neuronales, nuevas sinapsis.

Entonces, ¿cómo el hecho de aprender cosas nuevas puede ayudarnos a prevenir la enfermedad de Alzheimer? En el llamado Estudio de las Monjas, se les dio seguimiento a 678 monjas. Todas tenían más de 75 años cuando comenzó el estudio, que abarcó más de dos décadas. Durante ese tiempo se les hicieron chequeos físicos y pruebas cognitivas con regularidad, y cuando murieron todos sus cerebros fueron donados para la autopsia. En algunos de estos cerebros los científicos descubrieron algo sorprendente. A pesar de la presencia de placas, marañas y encogimiento cerebral, lo que parecía ser indiscutiblemente Alzheimer, las monjas a quienes pertenecían estos cerebros no habían mostrado signos conductuales de tener la enfermedad de Alzheimer mientras estaban vivas.

¿Cómo se explica esto? Creemos que estas monjas no presentaban signos de demencia porque tenían un alto grado de reserva cognitiva, es decir, tenían sinapsis más funcionales. Las personas que tienen más años de educación formal, que tienen mayor alfabetización y que participan en forma regular en actividades sociales y actividades mentalmente estimulantes tienen más reserva cognitiva; tienen una abundancia y redundancia de conexiones neuronales. Entonces, incluso si el Alzheimer compromete algunas sinapsis, tienen muchas conexiones alternativas de respaldo que evitan que se den cuenta de que algo anda mal. Estas personas tienen un riesgo reducido de ser diagnosticadas con Alzheimer.

Entonces, podemos aumentar nuestra resistencia a la presencia de la patología de Alzheimer a través de la creación y el uso de nuevas vías que aún no están dañadas. Y la manera en que podemos crear esta reserva cognitiva es aprendiendo cosas nuevas. Idealmente estas cosas nuevas deben ser tan ricas en significado como sea posible e incluir la participación de la vista, el sonido, las asociaciones y la emoción.

Desarrollar una reserva cognitiva no significa resolver crucigramas. No hay evidencia convincente de que resolver acertijos, rompecabezas o ejercicios de entrenamiento mental contribuya a la disminución del riesgo de padecer Alzheimer. Puede que mejore tu capacidad para hacer crucigramas, pero al hacerlos no estarás agrandando tu cerebro ni haciéndolo más resistente al Alzheimer. No se trata simplemente de recuperar información que ya has aprendido, porque este tipo de ejercicio mental es como viajar por calles antiguas y familiares, como recorrer vecindarios que ya conoces.

Lo que necesitas es pavimentar nuevos caminos neuronales. Desarrollar un cerebro resistente al Alzheimer a través de la estimulación cognitiva significa aprender a tocar el piano, conocer nuevos amigos, viajar a una nueva ciudad o leer este libro. De nada.

Y si a pesar de todo esto algún día te diagnostican la enfermedad de Alzheimer, te recomiendo aprender estas tres lecciones que mi abuela, Greg y las otras docenas de personas que conozco que viven con esta enfermedad me enseñaron:

- El diagnóstico no significa que vayas a morir mañana. Sigue viviendo.

- No perderás tu memoria emocional. Seguirás siendo capaz de comprender el amor y la alegría. Puede que no recuerdes lo que dije hace cinco minutos, o incluso quién soy, pero recordarás cómo te hice sentir.
- Eres más de lo que puedes recordar.

18

LA PARADOJA DE LA MEMORIA

> Las personas no son solo su memoria. Tienen sentimientos, voluntad, sensibilidad, moral. Es aquí donde puedes tocarlas y notar un cambio profundo.
>
> ALEXANDER LURIA

La memoria es esencial para que funciones bien en casi todo lo que haces. Gracias a la memoria sabes cómo caminar, hablar, cepillarte los dientes, leer estas palabras y escribir correos electrónicos. Sabes dónde vives, la contraseña de tu computadora y cómo calcular mentalmente el porcentaje de propina que debes dar. Reconoces a las personas que amas. Sin lugar a dudas, la memoria es un superpoder asombroso. Pero recuerda, la memoria también puede ser ese amigo informal que nunca se presenta cuando quedan de ir por café o ese inocente niño de preescolar en Walt Disney World dispuesto a creer cualquier cosa. La memoria es notoriamente incompleta, inexacta, confabulada y falible, sobre todo en lo que se refiere a lo que sucedió el año pasado, o incluso en lo que pretendas hacer hoy; y su rendimiento a menudo mejora si se externaliza, se subcontrata a Google o a tu calendario. Entonces, ¿dónde nos deja eso con respecto a nuestra relación con la memoria? ¿Cómo debemos tratarla? ¿Debemos reverenciarla como a un monarca omnipotente, o denigrarla (y por extensión, a nosotros mismos) tirándole tomates podridos por sus inconvenientes defectos y tontos errores? La respuesta más sensata se encuentra en algún punto intermedio.

Trata de soportar la tensión de esta paradoja: la memoria lo es todo y nada. Si esa afirmación te parece demasiado extrema, prueba esta versión más leve: la memoria es la gran cosa y no es tan importante. Tal vez podamos tomarla en serio, pero también podemos tomarla a la ligera.

Si consideras que la memoria es la gran cosa, valorarás su genialidad lo suficiente como para cuidarla. Sabrás que, si usas las herramientas adecuadas, puedes aprovechar más su potencial ilimitado. Gracias a ella puedes aprender un nuevo idioma, tocar la guitarra y obtener una excelente calificación en cualquier examen. También la apreciarás, y muchas investigaciones han demostrado que la gratitud está asociada con una mayor felicidad y bienestar.

Y si al mismo tiempo consideras que no es tan importante, entonces te sentirás cómodo con tu memoria y le perdonarás sus muchas imperfecciones:

- No puedes recordar el nombre de tu profesora de tercer grado. Está bien. Ya hace mucho tiempo de eso. Los recuerdos que se dejan solos se desvanecen con el tiempo.
- No te acuerdas de lo que cenaste el miércoles pasado. No importa. Probablemente fue espagueti.
- Se te olvidó devolver el libro que tu hijo sacó de la biblioteca. Eso sucede, especialmente porque no programaste la fecha en tu calendario.
- No puedes acordarte del nombre de esa película con Sandra Bullock y el del jugador de futbol americano. Bueno, ya lo recordarás. O puedes buscarlo en Google ahora mismo y dar el asunto por terminado.
- Tu pareja insiste en que hace dos años interrumpiste las vacaciones familiares en la cabaña de Maine tres días antes porque llovió todos los días. Tú recuerdas que estuvo soleado toda la semana y que solo te fuiste un día antes porque tu hijo se torció el tobillo y querías que su médico lo revisara antes de que comenzara la temporada de futbol. ¿Quién tiene la razón? ¿Quién sabe? ¿Además, a quién le importa? Probablemente ambos estén equivocados. Olvídalo.
- No te acuerdas de la disposición exacta de los elementos de UNA MONEDA. No es algo como para preocuparse. Nunca pusiste atención en ese detalle porque nunca te pareció importante saberlo.

Al no culpar a la memoria o pelear con ella cuando se te olvida algo, como inevitablemente te pasará alguna vez, te sentirás más tranquilo y menos estresado. Y disminuir el estrés crónico, al igual que ser agradecido con tu memoria, es bueno para su bienestar general.

Algunas personas pueden memorizar cantidades asombrosas de información. El poseedor del récord mundial Akira Haraguchi recitó 111 700 dígitos de pi de memoria. El violonchelista Yo-Yo Ma ha aprendido decenas de miles de notas gracias a su memoria motriz. Si bien es ventajoso poseer una memoria altamente entrenada, esto no garantiza que su capacidad va a ser superior en todos los ámbitos. Haraguchi olvidó el cumpleaños de su esposa. Yo-Yo Ma olvidó su violonchelo en la cajuela de un taxi. Una memoria bien entrenada tampoco es una panacea. Las personas con excelente memoria no son inmunes a perder cosas, tener decepciones o fracasar en algo. Tener una memoria notable no garantiza la felicidad o el éxito.

Si bien la capacidad de memorizar una gran cantidad de información es impresionante y útil, la mayoría de las personas diría que es más importante recordar los detalles de los sucesos de su vida. Pero no puede ser demasiado importante, porque a menos que seas una de las pocas personas en el planeta con una memoria autobiográfica con una capacidad superior al promedio, en realidad no recuerdas la mayor parte de las cosas que te han sucedido. Nuestros cerebros no están diseñados para retener lo que es rutinario o predecible, y la mayor parte de nuestras vidas la pasamos haciendo cosas rutinarias y predecibles. ¿Debería ser tu objetivo recordar más y olvidar menos? ¿Realmente mejoraría tu vida si te acordaras de los detalles de cada ducha matutina?

Quizás una expectativa más razonable de la memoria es que olvide todo, excepto lo que es significativo. Es decir, la capacidad realmente importante es la de recordar los detalles *significativos* de tu vida, pues son estos recuerdos los que te dan un sentido de quién eres, una narrativa de vida y la posibilidad de crecer y conectar con los demás. Nuestros cerebros no recuerdan todo, pero tal vez lo que recuerdan es suficiente.

Sin embargo, incluso si se olvida de lo significativo, la memoria no define lo que significa ser humano. Mi amigo Greg O'Brien ha estado viviendo con Alzheimer durante los últimos 11 años. Esta enfermedad ya le ha robado demasiados recuerdos preciosos a largo plazo. Y las pérdidas seguirán. Los recuerdos recientes no son más que fantasmas y sombras. Si la memoria lo fuera todo y nada a la vez, entonces Greg estaría completamente devastado. Sus pérdidas de memoria son reales y frustrantes, exasperantes, aterradoras y desgarradoras. Pero no lo son todo. Esta enfermedad no le ha robado ni le robará el sentido del humor, que ejerce con maestría en cada interacción que tengo con él. No le ha quitado su fe o su capacidad de estar presente o de tener relaciones satisfactorias con otras personas. La memoria de Greg es muy mala, y es uno de mis mejores amigos. Tiene una familia a la que ama y que lo ama, y sigue teniendo una vida memorable que importa.

Tampoco hace falta la memoria para sentir la gama completa de emociones humanas. No necesitas memoria para amar y sentirte amado. Mi abuela ya no reconocía a nadie de la familia cuando murió de Alzheimer. Había olvidado su nombre de casada, a sus nueve hijos y a todos sus nietos. Ya no reconocía su casa como su hogar, ni su rostro en el espejo. Pensaba que su hija Mary, que se había convertido en su cuidadora de tiempo completo durante los últimos cuatro años, era una mujer sin hogar a la que había acogido amablemente. Cuando mi abuela estaba en la última etapa de esta enfermedad, yo no habría dado ni una taza de café a cambio de su memoria, pero ella supo que era amada incluso el día de su muerte. Tampoco sabía quiénes éramos, pero nos amaba.

Tómala en serio, pero no demasiado. La memoria no lo es todo.

APÉNDICE

QUÉ HACER AL RESPECTO

Con el conocimiento que ya tienes sobre las aptitudes y la falibilidad de la memoria, es probable que aceptes que quizá no recuerdes todo lo que leíste en este libro. Así que repasemos los mensajes principales con los que te debes quedar. Para empezar, rara vez nos acordamos con exactitud de las cosas que nos suceden, y a menudo nuestros recuerdos se vuelven aún menos precisos cada vez que los recuperamos y los volvemos a consolidar. Olvidar lo que no necesitamos es bastante útil. Nuestros recuerdos disminuyen con el tiempo y la edad, y esto es perfectamente normal y no refleja ningún proceso de enfermedad. Sin embargo, ahora que ya entendemos cómo funciona la memoria, vamos a aprender las cosas que podemos hacer para mejorarla.

Si quieres mejorar tu capacidad para recordar lo que sucedió la semana y el año pasado, tu nueva contraseña de Netflix, tu lista de compras, por qué entraste en una habitación, el nombre de ese sujeto y dónde estacionaste el auto, ¿qué puedes hacer? ¿Cuál es la mejor manera de obtener la información que deseas recordar y almacenarla en tu memoria? Y luego, una vez que está allí, ¿cómo puedes acceder a ella de manera más fácil y confiable cada vez que la necesites? ¿Cómo puedes hacer que lo que lograste aprender y recordar sea más resistente al olvido?

1. **Presta atención.** No puedes recordar nada a menos que primero pongas atención. Disminuye las distracciones (deja el celular). Deja de hacer varias cosas a la vez. Presta atención activa a lo que quieres recordar. Concéntrate en la información sensorial, emocional y fáctica frente a ti. El yoga y la meditación consciente pueden ayudar a fortalecer tu capacidad para prestar atención al momento presente. Cuando maximizas la atención, maximizas tu capacidad de recordar.

2. **Visualiza.** Agregar una imagen mental de lo que sea que desees recordar mejora la memoria. Siempre. Si visualizas lo que estás tratando de recordar, agregas conexiones neuronales, fortaleces las asociaciones y con ello haces que el recuerdo que se forme sea más sólido. Y así va a ser más fácil que lo recuerdes más tarde.

   Si estás escribiendo algo que deseas recordar, escríbelo en mayúsculas, resáltalo con marcador rosa o enciérralo en un círculo. Agrega un gráfico o dibuja una imagen. Haz lo necesario para que te sea más fácil ver en tu mente lo que estés tratando de recordar.

3. Hazlo significativo. Recordamos aquello que nos resulta significativo. Punto final. ¿Recuerdas a los taxistas londinenses experimentados que recordaban más nombres de calles que los conductores novatos, pero solo si las calles estaban enlistadas en un orden en el que se pudiera conducir por ellas? ¿O a los maestros de ajedrez que podían recordar la disposición de más piezas de ajedrez en el tablero cuando estaban colocadas en posiciones jugables y no al azar? Cuando se trata de la memoria, lo más importante es el significado.

   Relaciona lo que estás tratando de recordar con las cosas que te importan. Crea una historia sobre la información o el evento que estás tratando de recordar. Las historias son memorables porque significan algo.

4. Usa tu imaginación. Las personas con mejor memoria tienen la mejor imaginación. Para ayudar a que un recuerdo sea inolvidable utiliza imágenes visuales creativas. Visualiza, pero ve más allá de lo obvio. Adjunta elementos interactivos extraños, sorprendentes, repugnantes, sexis, vívidos, divertidos o físicamente imposibles a lo que estés tratando de

recordar, y el recuerdo se mantendrá. Si necesito acordarme de comprar leche con chocolate en la tienda, puedo imaginarme a Dwayne Johnson, «La Roca», ordeñando una vaca de color café chocolate y a Tina Fey acostada debajo de la ubre con la boca abierta, salpicándose la cara de leche con chocolate. Haz que la imagen sea lo más salvaje y única posible, y será mucho más probable que la recuerdes.

5. **Ubicación, ubicación, ubicación.** Aún mejor, coloca esta extraña imagen en un lugar dentro de tu mente. Tu cerebro está conectado para recordar dónde se encuentran las cosas en el espacio. Colocar esa vaca de color café chocolate en medio de mi sala, en lugar de en ningún lugar en particular, me ayudará a recordar la imagen, y a comprar la leche con chocolate cuando esté en la tienda, y más aún si mi sala es una de las paradas en la visita guiada a mi palacio de la memoria.

Las imágenes visuales y espaciales son los ingredientes de la salsa especial en las técnicas que Joshua Foer, el autor y campeón de la memoria, utiliza para memorizar cadenas de números absurdamente largas y una baraja de 52 cartas en cien segundos. Foer dice que también usa imágenes extrañas colocadas en lugares específicos (el Monstruo Comegalletas encima de un caballo parlante junto a la puerta de su casa) como herramientas para memorizar discursos, nombres de personas, números de tarjetas de crédito y artículos en una lista de compras. Sin embargo, admite que estas técnicas requieren *mucho* entrenamiento y no son una panacea para la memoria. Debe recordar tomarse un momento para adjuntar una imagen especial a lo que desea recordar, y hacerlo en tiempo real requiere esfuerzo y energía creativa.

En los momentos de constante movimiento de un día real, estas técnicas probablemente no sean una herramienta tan accesible para la mayoría. Y solo porque Foer puede memorizar el orden de 52 cartas más rápido de lo que probablemente podría repartir el mazo, este talento no garantiza que no se le va a olvidar en dónde puso su celular o que no se va a quedar parado frente a la puerta abierta de su refrigerador tratando de acordarse de lo que quería sacar. Incluso Haraguchi, el maestro de la memoria, olvidó el cumpleaños de su esposa. Ahí lo tienes. Las técnicas de memoria que se basan en imágenes visuales y espaciales no garantizan mejorar la memoria en todos los ámbitos, no pueden hacerlo, por ejemplo, con la memoria motriz para aprender a esquiar, para que recuerdes los detalles de la película que viste en un avión el mes pasado o el cumpleaños de un ser querido.

6. **Hazlo personal.** Rara vez apruebo el egocentrismo, pero hago una excepción cuando se trata de mejorar la memoria. Hay algo conocido como la «ilusión de superioridad», y la idea es la siguiente: es más probable que recuerdes algo que tú hiciste o un detalle sobre ti mismo que algo que hizo otra persona o algún detalle sobre alguien más. ¿Qué es más fácil de recordar: la última vez que tú limpiaste la cocina o la última vez que lo hizo tu pareja o tu compañero de piso? Hmm. Puede ser que esa otra persona nunca limpie la cocina, pero también que estés experimentando la ilusión de superioridad.

   Puedes aprovechar esta tendencia de tu memoria a ser algo egocéntrica para recordar mejor otras cosas. Haz que lo que estás aprendiendo sea personal. Asócialo con tu historia personal y tus opiniones, y fortalecerás tu memoria. Si desempeñas un papel protagónico en lo que estás tratando de recordar, aumentas las probabilidades de recordarlo.

   Digamos que vas a reunirte con Joe Blow para una entrevista en el vestíbulo de un hotel y nunca lo has visto antes. Hay una conferencia en el hotel y el vestíbulo estará repleto de tipos que podrían ser Joe Blow. Así que lo buscas en Google y encuentras una foto. Ves que tiene los ojos cafés y el cabello blanco. Si solo te fijas en eso y en nada más, tu procesamiento del recuerdo de ese rostro será unidimensional, impersonal y, bueno, no muy memorable.

Para aumentar las probabilidades de reconocerlo cuando lo veas en el vestíbulo necesitas fijarte en más detalles para familiarizarte con su rostro. Fíjate en si tiene una nariz como la de tu tío Mike o si se parece un poco a David Byrne de Talking Heads. *Burning Down the House* era una de tus canciones favoritas cuando eras adolescente. Ahora tienes un procesamiento más profundo, asociaciones personales, más pistas y ¡oh, mira, ahí está! Vincular información nueva (la foto de Joe Blow) con información personal (tu tío Mike, David Byrne) fortalece la formación y recuperación de recuerdos. Cuando se trata de la memoria, siempre que sea posible, hazlo personal.

7. **Busca el drama.** Las experiencias de vida, tanto buenas como malas, pero tan emocionantes que te aceleran el pulso, tienen más probabilidades de consolidarse y son más resistentes al olvido que los eventos de vida emocionalmente neutrales. Las experiencias que tienden más a ser recordadas son las que están empapadas de emoción o sorpresa: éxitos, humillaciones, fracasos, bodas, nacimientos, divorcios o muertes. La emoción y la sorpresa activan tu amígdala, que luego envía a tu hipocampo un mensaje alto y claro: «¡Oye! Está pasando algo extremadamente importante. ¡Tienes que recordarlo!». Es

así como la emoción y la sorpresa facilitan en gran medida la consolidación de nuevos recuerdos.

Los eventos y la información que suscitan emociones fuertes también tienden a atraer nuestra atención y, en consecuencia, a permanecer en nuestra memoria, y puesto que son importantes para nuestras narrativas de vida, a menudo los narramos repetidas veces. Contamos las historias una y otra vez, y con cada repetición las volvemos a ensayar, lo cual hace que se reactiven los circuitos neuronales y se fortalezcan los recuerdos de lo que pasó.

8. **Varía las cosas.** La monotonía es una sentencia de muerte para la memoria. No puedo recordar los detalles de la cena del martes pasado porque era una típica noche entre semana con los niños, y esas cenas no tienen nada de particular: pasta, pizza, paninis. No tengo recuerdos de la cena del martes porque fue aburrida y a nuestro sistema de memoria no le interesan las cosas aburridas. Puedo recordar con vívidos detalles la cena de la noche antes de la entrega de los Oscar, en febrero de 2015, porque esa experiencia fue trascendental. Nada de macarrones con queso esa noche, claro que no. Si quieres recordar más detalles de cualquier suceso, sal de tu rutina. ¿Recuerdas a George Clooney en el auto rojo? Busca formas de hacer que tus días y noches sean especiales, diferentes, inusuales.

9. **La práctica hace al maestro.** La repetición y el ensayo fortalecen la memoria, ya sea semántica, episódica o motriz. Para memorizar información semántica lo mejor es la práctica espaciada, esto fortalece más esa memoria que la saturación y el sobreaprendizaje (aprender todo y luego continuar estudiando). También puedes autoexaminarte, ya que hacer esto mejora tu memoria mucho más que simplemente releer la información que estás intentando aprender.

   Los recuerdos motrices se vuelven más fuertes y se recuperan de manera más eficiente conforme más ensayas una habilidad. Y debido a que estos recuerdos le dicen al cuerpo qué hacer, al practicar las tareas físicas vas a poder desempeñarlas cada vez mejor.

   Llevar y releer un diario, examinar álbumes de fotos y publicaciones en redes sociales de hace años, y recordar (¿recuerdas aquella vez en que…?) son formas de repetir y ensayar recuerdos episódicos para reforzarlos. Pero ten cuidado. Como ya aprendiste, tus recuerdos episódicos son como niños pequeños e inocentes en Walt Disney World. Tu recuerdo de lo que pasó probablemente se fortalecerá cada vez que lo recuperes, pero también existe la posibilidad de que sea modificado.

10. **USA MUCHAS PISTAS SIGNIFICATIVAS DE RECUPERACIÓN.** Las pistas y señales son cruciales para recuperar recuerdos. La pista correcta puede desencadenar los recuerdos de algo en lo que no has pensado en décadas. Si deseas aumentar las probabilidades de recordar algo en particular, crea múltiples y fuertes vías neuronales que conduzcan a la activación de dicho recuerdo.

Las pistas pueden ser cualquier cosa asociada con lo que sea que te estés proponiendo recordar: puede ser la hora del día, un pastillero, los boletos para el concierto puestos en el piso junto a la puerta principal, una canción de Taylor Swift, el Monstruo Comegalletas sobre un caballo parlante o el olor del detergente Tide para ropa. El olfato es especialmente poderoso para evocar recuerdos. Puesto que tu bulbo olfatorio (donde se perciben los olores... ¡sí, hueles con tu cerebro, no con tu nariz!) envía fuertes aportes neuronales a tu sistema límbico (tanto a la amígdala como al hipocampo), la arquitectura neuronal entre el olfato, la emoción y la memoria está ricamente conectada.

Una mujer sube al elevador contigo. Inhalas y reconoces el perfume: Obsession de Calvin Klein. Y al instante te inundan los recuerdos de una novia que tuviste en la universidad, en quien no habías pensado en años.

11. **Sé positivo.** Las personas a menudo me dicen que tienen muy mala memoria, y yo, al escucharlas decir eso, no dudo que sea verdad. Así lo demostró una prueba de desempeño de la memoria que fue aplicada a un grupo de adultos mayores a los que se les mostró una lista de palabras negativas sobre el envejecimiento, como:

    - decrépito
    - senil
    - discapacitado
    - débil

    Cuando este primer grupo de sujetos fue sometido tanto a pruebas físicas como de memoria, se encontró que su desempeño no fue tan bueno como el de un segundo grupo de sujetos de la misma edad a los que se les mostró la siguiente lista de palabras positivas sobre el envejecimiento:

    - sabio
    - mayor
    - vibrante
    - experimentado

Con base en los resultados de este estudio, te puedo asegurar que tu memoria funcionará mejor si elevas su autoestima. Háblale bonito a tu memoria y exprésate bien de ella, así recordará más y olvidará menos.

12. **Externaliza tu memoria.** Las personas que se acuerdan más de lo que pretenden hacer más tarde usan ayudas externas: listas, pastilleros, calendarios, notas adhesivas y otros recordatorios. Pero un momento... puede que te estés preguntando (y que te preocupe) si no existe la posibilidad de que tu capacidad de recordar disminuya aún más por confiar demasiado en estos «auxiliares» de memoria externos en lugar de simplemente usar tu cerebro. Deja de preocuparte por esto y anota las cosas que no quieres que se te olviden.

 Nuestra memoria prospectiva, la memoria de lo que pretendemos hacer más tarde, es inherentemente terrible. Puedes intentar recordar que tienes una cita con el dentista el primer lunes del próximo mes a las 4 p. m., o puedes ingresar la información en el calendario de tu celular. Con todo lo que sabemos sobre la alta probabilidad de que falle la memoria prospectiva (recuerda que Yo-Yo Ma olvidó su preciado violonchelo en la cajuela del taxi), te sugiero encarecidamente que uses tu celular.

Esto me lleva a recordar una serie de preguntas que escucho con frecuencia: ¿Me volveré más tonto por usar mi teléfono inteligente en vez de mi cerebro? Si confío en mi teléfono para recordar todos mis números de teléfono o busco en Google cada vez que no recuerdo un nombre, ¿terminaré con «amnesia digital»?

Tom Gruber, un experto en inteligencia artificial y ciencia cognitiva, y cocreador de Siri, me dijo alguna vez: «No. No se pierde memoria al aumentarla». Tal vez no nos hemos dado cuenta, pero nuestros smartphones ya hacen mucho del trabajo que antes hacía nuestra memoria. Y no hay nada de malo en ello. «Tu computadora o teléfono es solo un camino alternativo para recuperar la información que deseas», dice él.

Pero si eres como yo, ni siquiera te sabes los números de celular de tus propios hijos. Y deberíamos saberlos, ¿o no? Bueno, podríamos tomarnos el tiempo de memorizarlos, pero no es necesario. Y no aprendernos de memoria números de teléfono no nos hace más tontos. Tengo más de 2000 números de teléfono guardados en la lista de contactos de mi celular. Memorizar uno o cientos de ellos no beneficiaría en nada a mi capacidad de memoria.

Lo mismo ocurre con los recuerdos episódicos. Hace dos años fui a Venecia con Joe. No recuerdo el nombre del hotel en el que nos alojamos, el restaurante donde cenamos con mi amiga Kathleene, el nombre de la increíble botella de vino que compartimos o el nombre del lugar donde alquilamos kayaks. Pero como usé mi celular para tomar fotos que registraron mi geolocalización y publiqué algunas de estas fotos en Instagram, con leyendas que describían lo que hicimos, y como guardé el nombre del hotel en mi calendario, podría, con la ayuda de mi smartphone, reconstruir con detalles vívidos y precisos los recuerdos episódicos de este viaje.

Así que no tengas miedo de compartir el trabajo de la memoria con la tecnología. Si se trata de mejorar tu visión con unos lentes, no lo piensas dos veces, ¿verdad? Entonces, ¿por qué no hacer lo mismo con tu memoria? Incluso una memoria con mucha capacidad no es perfecta. Los recuerdos aumentados por nuestros teléfonos suelen ser más confiables que los que podemos recuperar por nuestra propia cuenta.

13. El contexto importa. Cuando las condiciones internas y externas coinciden con las que había cuando se formó un recuerdo, es mucho más fácil y rápido recuperarlo, y también es más probable que se recuerde completo. Como vimos con los buzos de aguas profundas que aprendieron bajo el agua o en la playa, las circunstancias en las que se aprende son importantes. Si bebes frappuccinos de moca

mientras estudias para un examen, tómate otro cuando estés haciendo el examen.

14. Relájate. Casi todos estamos estresados regularmente, y el estrés crónico no es más que una mala noticia para nuestra capacidad de recordar. Además de hacerte más vulnerable a una gran cantidad de enfermedades, el estrés crónico afecta la memoria y encoge el hipocampo. Si bien es imposible eliminar el estrés en nuestras vidas, podemos cambiar la forma en que reaccionamos ante él. A través del yoga, la meditación y el ejercicio, y mediante las prácticas de atención plena, gratitud y compasión, podemos entrenar a nuestros cerebros para que se vuelvan menos reactivos, frenar la respuesta al estrés desbocado y mantenernos saludables frente al estrés crónico y tóxico.

15. Duerme lo necesario. Necesitas de siete a nueve horas de sueño nocturno para consolidar de manera óptima los nuevos recuerdos que hayas creado durante el día. El sueño es fundamental para guardar en la memoria a largo plazo todo lo que aprendes y experimentas durante el día. Si no duermes lo suficiente, pasarás el día siguiente experimentando una forma de amnesia. Algunos de tus recuerdos de ayer pueden ser borrosos o inexactos, quizás incluso hayan desaparecido. Y habrás aumentado los niveles

de placas de amiloides. Dormir lo suficiente reduce el riesgo de desarrollar Alzheimer.

16. **Cuando trates de recordar el nombre de alguien, convierte a los Jurado en jurados.** ¿Recuerdas lo que eso significa?

LECTURAS SUGERIDAS

Baddeley, A. *Working Memory.* Oxford, U.K.: Clarendon, 1986.

________. «Working Memory, Theories Models and Controversy». *Annual Review of Psychology* 63 (2012): 12.1–12.29.

Baddeley, A., M. W. Eysenck y M. C. Anderson. *Memory.* 2.ª ed. Nueva York: Psychology Press, 2015.

Bjork, R. A. y A. E. Woodward. «Directed Forgetting of Individual Words in Free Recall». *Journal of Experimental Psychology* 99 (1973): 22–27.

Blake, A. B., M. Nazarian y A. D. Castel. «The Apple of the Mind's Eye: Everyday Attention, Metamemory, and Reconstructive Memory of the Apple Logo». *Quarterly Journal of Experimental Psychology* 68 (2015): 858–865.

Brown, J. «Some Tests of the Decay Theory of Immediate Memory». *Quarterly Journal of Experimental Psychology* 10, núm. 1 (1958): 12–21.

Butler, A. C. y H. L. Roediger III. «Testing Improves Long-Term Retention in a Simulated Classroom Setting». *European Journal of Cognitive Psychology,* 19 (2007): 514–527.

Charles, S. T., M. Mather y L. L. Carstersen, «Aging and Emotional Memory: The Forgettable Nature of Negative Images for Older Adults». *Journal of Experimental Psychology: General* 132, núm. 1. (2003): 310–324.

Corkin, S. «What's New with Amnesic Patient HM?» *Nature Reviews Neuroscience* 3 (2002): 153–160.

________. *Permanent Present Tense: The Unforgettable Life of the Amnesiac Patient, H.M.* Nueva York: Basic Books, 2013.

Dittrich, L. *Patient H.M.: A Story of Memory, Madness, and Family Secrets.* Nueva York: Random House, 2016.

Ebbinghaus, H. *Memory: A Contribution to Experimental Psychology.* Nueva York: Dover Publications, 1885; reimpreso en 1964.

Eich, E. «Memory for Unattended Events: Remembering With and Without Awareness». *Memory & Cognition* 12 (1984): 105–111.

Eichenbaum, H. *The Cognitive Neuroscience of Memory: An Introduction.* 2.ª ed. Nueva York: Oxford University Press, 2012.

Foer, J. *Moonwalking with Einstein: The Art and Science of Remembering Everything.* Nueva York: Penguin Books, 2011.

Godden, D. R. y A. D. Baddeley. «Context-Dependent Memory in Two Natural Environments: On Land and Under Water». *British Journal of Psychology* 66 (1975): 325–331.

Gothe, K., K. Oberauer y R. Kliegl. «Age Differences in Dual-Task Performance After Practice». *Psychology and Aging* 22 (2007): 596–606.

Henner, M. *Total Memory Makeover: Uncover Your Past, Take Charge of Your Future.* Nueva York: Gallery Books, 2013.

Hirst, W., E. A. Phelps, R. L. Buckner, A. E. Budson, A. Cuc, J. D. E. Gabrieli y M. K. Johnson. «Long-Term Memory for the Terrorist Attack of September 11: Flashbulb Memories, Event Memories, and the Factors That Influence Their Retention». *Journal of Experimental Psychology: General* 138 (2009): 161–176.

Hirst, W., E. A. Phelps, R. Meksin, C. J. Vaidya, M. K. Johnson, K. J. Mitchell y A. Olsson. «A Ten-Year Follow-Up of a Study of Memory for the Attack of September 11, 2001: Flashbulb Memories and Memories for Flashbulb Events». *Journal of Experimental Psychology: General* 144 (2015): 604–623.

Holzel, B., J. Carmody, M. Vangel, C. Congleton, S. M. Yerramsetti, T. Gard y S. W. Lazar. «Mindfulness Practice Leads to Increases in Regional Brain Gray Matter Density». *Psychiatry Research* 191 (2011): 36–43.

Isaacson, R. S., C. A. Ganzer, H. Hristov, K. Hackett, E. Caesar, R. Cohen *et al.* «The Clinical Practice of Risk Reduction for Alzheimer's Disease: A Precision Medicine Approach». *Alzheimer's & Dementia* 12 (2018): 1663-1673.

Johansson, L., X. Guo, M. Waern, S. Östling, D. Gustafson, C. Bengtsson y I. Skoog. «Midlife Psychological Stress and Risk of Dementia: A 35-Year Longitudinal Population Study». *Brain* 133 (2010): 2217–2224.

Karpicke, J. D. y H. L. Roediger. «The Critical Importance of Retrieval for Learning». *Science* 319 (2008): 966–968.

Kivipelto M. A. Solomon, S. Ahtiluoto, T. Ngandu, J. Lehtisalo, R. Antikainen *et al.* «The Finnish Geriatric Intervention Study to Prevent Cognitive Impairment and Disability (FINGER): Study Design and Progress». *Alzheimer's & Dementia* 9 (2013): 657–665.

Loftus, E. F. «Reconstructing Memory: The Incredible Eyewitness». *Psychology Today* 8 (1974): 116–119.

_______. «When a Lie Becomes a Memory's Truth: Memory Distortion After Exposure to Misinformation». *Current Directions in Psychological Science* 1 (1992): 121–123.

Loftus, E. F. y J. C. Palmer. «Reconstruction of Automobile Destruction: An Example of the Interaction Between Language and Memory». *Journal of Verbal Learning and Verbal Behavior* 13 (1974): 585–589.

Loftus, E. F. y G. Zanni. «Eyewitness Testimony: The Influence of the Wording of a Question». *Bulletin of the Psychonomic Society* 5 (1975): 86–88.

Loftus, E. F. y J. E. Pickrell. «The Formation of False Memories». *Psychiatric Annals* 25 (1995): 720–725.

MacKay, D. G. *Remembering: What 50 Years of Research with Famous Amnesia Patient H.M. Can Teach Us about Memory and How It Works*. Amherst, NY: Prometheus Books, 2019.

Mantyla, T. y L. G. Nilsson. «Remembering to Remember in Adulthood: A Population-Based Study on Aging and Prospective Memory». *Aging, Neuropsychology, and Cognition* 4 (1997): 81–92.

McDaniel, M. A. y G. O. Einstein. *Prospective Memory: An Overview and Synthesis of an Emerging Field*. Thousand Oaks, CA: Sage, 2007.

McGaugh, J. L. *Memory and Emotion: The Making of Lasting Memories*. Nueva York: Columbia University Press, 2003.

Melby-Lervag, M. y C. Hulme. «There Is No Convincing Evidence That Working Memory Training Is Effective». *Psychonomic Bulletin & Review* 23 (2015): 324–330.

Miller, G. A. «The Magical Number Is Seven, Plus or Minus Two: Some Limits on Our Capacity for Processing Information». *Psychological Review* 63 (1956): 81–97.

Neupert, S. D., T. R. Patterson, A. A. Davis y J. C. Allaire. «Age Differences in Daily Predictors of Forgetting to Take Medication: The Importance of Context and Cognition». *Experimental Aging Research* 37 (2011): 435–448.

Nickerson, R. S. y J. J. Adams. «Long-Term Memory for a Common Object». *Cognitive Psychology* 11 (1979): 287–307.

O'Brien, G. *On Pluto: Inside the Mind of Alzheimer's.* Canada: Codfish Press. 2018.

O'Kane, G., E. A. Kensinger y S. Corkin. «Evidence for Semantic Learning in Profound Amnesia: An Investigation with H.M». *Hippocampus* 14 (2004): 417–425.

Patihis, L. y E. G. Loftus. «Crashing Memory 2.0: False Memories in Adults for an Upsetting Childhood Event». *Applied Cognitive Psychology* 31 (2016): 41–50.

Peterson, L. R. y M. J. Peterson. «Short-Term Retention of Individual Verbal Items». *Journal of Experimental Psychology* 58, núm. 3 (1959): 193–198.

Pink, D. H. *When: The Scientific Secrets of Perfect Timing.* Nueva York: Riverhead Books, 2018.

Reisberg, D. y P. Hertel. *Memory and Emotion.* Nueva York: Oxford University Press, 2004.

Salthouse, T. A. «The Processing-Speed Theory of Adult Age Differences in Cognition». *Psychological Review* 103 (1996): 403–428.

________. «Attempted Decomposition of Age-Related Influences on Two Tests of Reasoning». *Psychology and Aging* 16 (2001): 251–263.

________. «Perspectives on Aging». *Psychological Science* 1 (2006): 68–87.

Salthouse, T. A., D. E. Berish y J. D. Miles. «The Role of Cognitive Stimulation on the Relations Between Age and Cognitive Functioning». *Psychology and Aging* 17 (2002): 548–557.

Schacter, D. L. *The Seven Sins of Memory: How the Mind Forgets and Remembers.* Nueva York: Houghton-Mifflin, 2001.

Schmolck, H., A. W. Buffalo y L. R. Squire. «Memory Distortions Develop over Time: Recollections of the O. J. Simpson Verdict After 15 and 32 Months». *Psychological Science* 11 (2000): 39–45.

Schwartz, B. L. *Memory: Foundations and Applications.* Thousand Oaks, CA: Sage Publications, 2018.

Schwartz, B. L. y L. D. Frazier. «Tip-of-the-Tongue States and Aging: Contrasting Psycholinguistic and Metacognitive Perspectives». *Journal of General Psychology* 132 (2005): 377–391.

Schwartz, B. L. y J. Metcalfe. «Tip-of-the-Tongue (TOT) States: Retrieval, Behavior, and Experience». *Memory and Cognition* 39 (2011): 737–749.

Sedikides, C. y J. D. Green. «Memory As a Self-Protective Mechanism». *Social and Personality Psychology Compass* 3, núm. 6 (2009): 1055–1068.

Shaw, J. *The Memory Illusion: Remembering, Forgetting, and the Science of False Memory.* Nueva York: Random House, 2016.

Slotnick, S. D. *Cognitive Neuroscience of Memory.* Nueva York: Cambridge University Press, 2017.

Snowdon, D. A. «Healthy Aging and Dementia: Findings from the Nun Study». *Annals of Internal Medicine* 139 (2003): 450–454.

Squire, L. R. y E. R. Kandel. *Memory: From Mind to Molecules.* Greenwood Village, CO: Roberts & Co., 2009.

Walker, M. P. *Why We Sleep: Unlocking the Power of Sleep and Dreams.* Nueva York: Scribner, 2017.

Walker, M. P. y R. Stickgold, «Sleep-Dependent Learning and Memory Consolidation». *Neuron* 44 (2004): 121–123.

Wilson, R. S., D. A. Evans, J. L. Bienias, C. F. Mendes de Leon, J. A. Schneider y D. A. Bennett. «Proneness to Psychological Distress Is Associated with Risk of Alzheimer's Disease». *Neurology* 6 (2003): 1479–1485.

Winograd, E. y U. Neisser. *Affect and Accuracy in Recall: Studies of «Flashbulb» Memories.* Emory Symposia in Cognition. Nueva York: Cambridge University Press, 1992.

AGRADECIMIENTOS

Muchas gracias a todos los que ayudaron a llevar a cabo *Recuerda*. Gracias a Jennifer Rudolph Walsh por defenderme a mí y a este libro, y gracias a Suzanne Gluck por tomar la batuta con tanto entusiasmo. Gracias a Gina Centrello por creer en este proyecto y darme un hogar en Random House. Gracias a Tammy Blake, Patricia Boyd, Marnie Cochran, Danielle Curtis, Brianne Sperber, Melissa Sanford, Christina Foxley y todo el equipo de Random House, y especialmente a mi editora, Diana Baroni, por animarme a encontrar la mejor versión de este libro.

Gracias al doctor John Kelsey, profesor emérito de Psicología en Bates College, por editar un borrador y mantenerme honesta con cada palabra. Fue un placer volver a trabajar contigo. Gracias a mi querido amigo, el doctor Edward Meloni, profesor asistente de Psiquiatría en la Escuela de Medicina de

Harvard, por sus conocimientos sobre la comprensión actual del TEPT y la memoria.

Gracias a Marilu Henner por su amistad y por las muchas conversaciones fascinantes sobre cómo vivir con una memoria autobiográfica muy superior. Gracias a Tom Gruber por tomarse el tiempo de hablar conmigo sobre la inteligencia artificial, la memoria humana y los beneficios de compartir el trabajo de la memoria con la tecnología externa. Gracias a Joshua Foer por conversar conmigo sobre su experiencia como campeón de la memoria y los pros y los contras de usar técnicas de memoria en la vida cotidiana. Gracias a Roberto Borgatti por explicar los pasos para aprender a hacer un *swing* con un palo de golf. Gracias a mi querido amigo Greg O'Brien por compartir con tanta franqueza lo que se siente olvidar a causa del Alzheimer. Eres mi héroe.

Finalmente, gracias y mucho amor a mi dedicado elenco de primeros lectores: Anne Carey, Laurel Daly, Joe Deitch, Mary Genova, Tom Genova, Kim Howland y Mary MacGregor. ¡Esto fue muy divertido!